Reiki
INTERIOR

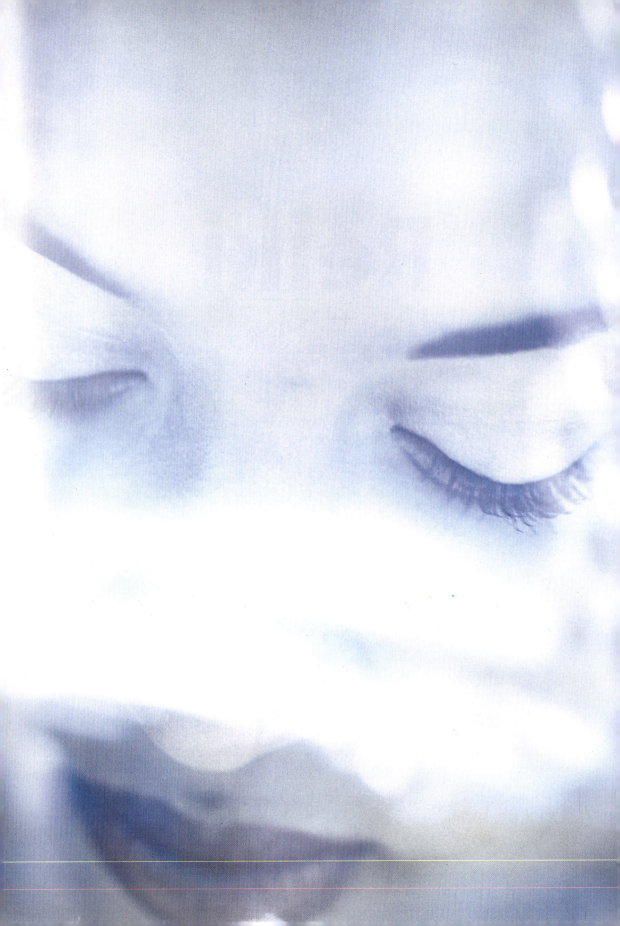

Reiki
INTERIOR

Guia Prático para Cura e Meditação

Tanmaya Honervogt
Mestra e Professora de Reiki

Tradução
EUCLIDES L. CALLONI

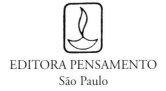

EDITORA PENSAMENTO
São Paulo

A Gaia original

Dedico este livro a todos os seres humanos do planeta Terra, como estímulo para que vivamos com amor, alegria e harmonia, para assim podermos enxergar a centelha divina uns nos outros.

Você é o segredo do segredo de Deus.
Você é o reflexo da beleza divina.
Tudo o que está no universo está dentro de você.
Pergunte tudo a si mesmo,
Aquele para Quem você olha é também você.

Jelaluddin Rumi

Título do original: *Inner Reiki: A Practical Guide For Healing and Meditation.*
Copyright © 2001 Gaia Books Limited, Londres.

Copyright do texto © 2001 Tanmaya Honervogt.

Todos os direitos reservados. Nenhuma parte deste livro pode ser reproduzida ou usada de qualquer forma ou por qualquer meio, eletrônico ou mecânico, inclusive fotocópias, gravações ou sistema de armazenamento em banco de dados, sem permissão por escrito, exceto nos casos de trechos curtos citados em resenhas críticas ou artigos de revistas.

O primeiro número à esquerda indica a edição, ou reedição, desta obra. A primeira dezena à direita indica o ano em que esta edição, ou reedição, foi publicada.

Edição	Ano
1-2-3-4-5-6-7-8-9-10	04-05-06-07-08-09-10

Direitos de tradução para a língua portuguesa
adquiridos com exclusividade pela
EDITORA PENSAMENTO-CULTRIX LTDA.
Rua Dr. Mário Vicente, 374 — 04270-000 — São Paulo, SP
Fone: 6166-9000 — Fax: 6166-9008
E-mail: pensamento@cultrix.com.br
http://www.pensamento-cultrix.com.br
que se reserva a propriedade literária desta tradução.

Impresso em nossas oficinas gráficas.

Este livro

Reiki é uma técnica simples que consiste em transferir energia de cura de um doador para um receptor. A palavra "Reiki" significa Energia Universal de Vida. A capacidade de realizar a cura ao aplicar um tratamento de Reiki é obtida por meio de sintonizações recebidas numa cerimônia especial de iniciação. As sintonizações de energia abrem um canal no doador para que a energia flua por ele e se dirija, no receptor, para as áreas onde seja necessária. A cura pode dar-se num nível físico, mental, emocional ou espiritual.

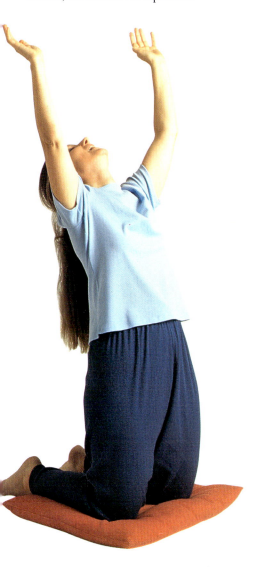

As sintonizações são feitas durante seminários de Primeiro, Segundo e Terceiro Graus, por um Mestre-Professor de Reiki habilitado. Os símbolos próprios do Reiki e seus respectivos mantras, que possibilitam à força do Reiki operar num nível vibracional, são transmitidos pelo Mestre ao aluno, em confiança, durante os ensinamentos do Segundo e do Terceiro Graus. Esses símbolos são secretos e por isso não constam deste livro, mas a teoria que os fundamenta é bem explicada; também são dadas sugestões relacionadas com o uso e a aplicação de cada símbolo.

Este livro é indicado para os que já têm algum conhecimento de Reiki e que querem aprofundar sua experiência com esta técnica, combinando-a com várias formas de meditação. Assim, o Reiki se torna mais pessoal e eficaz como instrumento de cura de poder extraordinário.

ADVERTÊNCIA

Os exercícios, posições das mãos, meditações e técnicas descritas neste livro têm por objetivo a cura e a harmonização de seres vivos. No entanto, a autora adverte que, em caso de doença, o interessado sempre deve consultar um médico ou um agente de saúde. As posições do Reiki podem ser aplicadas naturalmente como forma adicional de tratamento. A autora e o editor eximem-se de qualquer responsabilidade pela aplicação dos métodos descritos neste livro.

Sumário

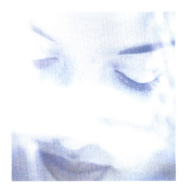
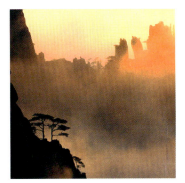
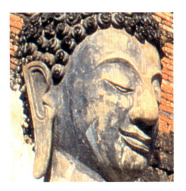

A Autora 9
Introdução 11

CAPÍTULO 1
Reiki e meditação:
parceiros naturais 14

Os efeitos da meditação 16
O campo de energia humano 18
Os sete corpos de energia da aura 20
Primeiro corpo de energia (*Etérico*) 22
Segundo corpo de energia (*Emocional*) 24
Terceiro corpo de energia (*Mental*) 26
Quarto corpo de energia (*Astral*) 28
Quinto corpo de energia (*Espiritual*) 29
Sexto corpo de energia (*Cósmico*) 30
Sétimo corpo de energia (*Nirvânico*) 31
Os sete chakras 32
Diagrama dos chakras 36
Equilíbrio dos chakras com Reiki 38

CAPÍTULO 2
A busca de uma relação
mente-corpo saudável 40

Tensão 42
Relaxamento 44
Meditação *Gibberish* (Algaravia) 46
O Coração da Serenidade 48
A Rosa Mística 49
Alegria de viver 50
Reiki para restabelecer-se 52
O Buda sorridente 54

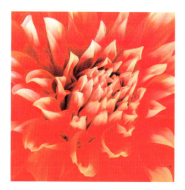 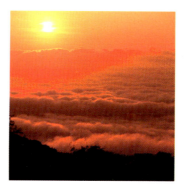 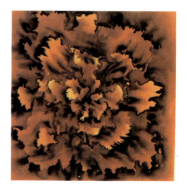

CAPÍTULO 3
Intuição e consciência:
ressoando juntos 56

Posições de mãos básicas do Reiki 58
Orientações para a meditação 64
Meditação Dinâmica 66
Cura e equilíbrio emocional 70
Reiki intuitivo 74
Meditação Kundalini 76
Dissipando as preocupações com Reiki 78
Meditação da Oração 81
Equilíbrio avançado dos chakras com Reiki 82
Técnica de respiração dos chakras 86
Reiki para resfriados e gripes 88
Meditação Nadabrahma 90
Meditação Nadabrahma (aos pares) 91
Reiki para restaurar a energia 92
Meditação da Luz Dourada 94
Meditação da Não-Mente 95
Meditação Vipassana 96
Meditação Vipassana Caminhando 98
Meditação da Dança Nataraj 100
Meditações com Mantras 102
Como resgatar a energia despendida 103
Meditação da Lua Cheia 104
Domínio sobre os estados de espírito 106
Meditação durante uma viagem de avião 107
Intensificando o amor juntos 108
Exercício com almofadas 109
Relaxamento dirigido e auto-aplicação de Reiki 110

CAPÍTULO 4
Cura e desenvolvimento
espiritual: relação divina 112

Princípios do Reiki 114
O Mantra Gayatri 118
Como usar os Símbolos do Reiki 120
Primeiro Símbolo do Reiki 122
Segundo Símbolo do Reiki 124
Terceiro Símbolo do Reiki 126
Quarto Símbolo do Reiki 128

Apêndice 130

Epílogo 130
Recursos para meditação 131
Glossário 139
Bibliografia 142
Agradecimentos 143

A autora

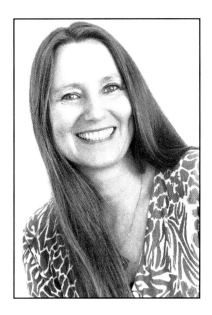

Tanmaya Honervogt é Mestra e Professora de Reiki, agente de cura, conferencista, escritora e promotora de cursos. Ela divide o seu tempo entre a Alemanha e a Inglaterra, e viaja muito para o Japão, a Austrália, os Estados Unidos e a Europa em geral, proferindo palestras e coordenando atividades práticas. Desde 1978, Tanmaya dedica-se ao seu desenvolvimento pessoal, estudando e viajando como parte da sua busca, e integrando o que aprende às suas habilidades de magistério, depois de se preparar para o ensino como professora de línguas. Dentre as muitas disciplinas que estudou, o Reiki tornou-se a predileta do coração, sendo praticante desde 1983 e Mestra desde 1992. O trabalho de Tanmaya é sustentado pela prática da meditação: todos os seus cursos de Reiki são impregnados pela fragrância da contemplação e refletem sua própria sabedoria e compreensão.

Em 1981, Tanmaya encontrou seu mestre espiritual, Osho. Desde então, as orientações e técnicas de meditação do mestre têm sido a pedra angular da sua vida, e como tal aqui expostas.

Tanmaya gosta de receber mensagens dos seus alunos e leitores, o que todos podem facilmente fazer por intermédio da School of Usui Reiki (www.school-of-usui-reiki.com) ou escrevendo para PO Box 2, Chulmleigh, Devon, EX18 7SS, England, UK (incluir envelope endereçado e selado). Tanmaya oferece treinamentos e cursos avançados nos três graus de Reiki o ano inteiro. Para receber informações atualizadas, escreva para o endereço acima.

Introdução

Meditação não é trabalho, é diversão...
Meditação não é algo a ser feito para alcançar um objetivo, paz, alegria, mas algo a ser desfrutado como um fim em si mesmo. A dimensão festiva é a coisa mais importante a se compreender, e nós a perdemos completamente. Por dimensão festiva entendo a capacidade de usufruir momento a momento tudo o que nos chega.
Osho, místico indiano contemporâneo

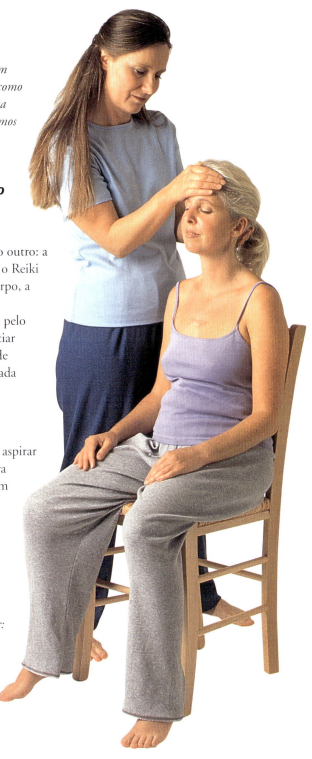

Este livro aborda o Reiki em interação com a meditação, um aprofundando a experiência do outro: a meditação aprofunda a experiência do Reiki e o Reiki prepara você para a meditação, relaxando o corpo, a mente e as emoções. Como sou praticante de meditação há mais de vinte anos e de Reiki há pelo menos dezoito anos, sei que um pode influenciar positivamente o outro, dando-nos condições de entrar no nosso íntimo e encontrar camadas cada vez mais profundas.

UM NÍVEL MAIS PROFUNDO

Para aprender Reiki, você precisa estar aberto, aspirar a tornar-se um canal para que a energia de cura passe por você. Muitos alunos também anseiam entrar em contato consigo mesmos num nível mais profundo e conhecer-se melhor. Meu objetivo principal como professora de Reiki e de meditação é apoiar esse anseio, e sei que as duas técnicas oferecem os instrumentos adequados para isso. Com o ensino do Reiki, desenvolvi nos últimos anos uma forma de aprendizado avançado intitulada *Reiki Interior: Reiki e Meditação*. Nesses cursos, ministrados em finais de semana, os alunos aprendem a levar a meditação para a prática do Reiki. Com isso, eles passam a confiar mais em si mesmos e aguçam a intuição.

CONTATO COM A INTUIÇÃO

Quando estamos em contato com a intuição, entramos em sintonia com algo superior a nós mesmos, a nossa personalidade. A intuição não é lógica, não está conectada com a mente racional ou com o pensamento consciente. Antes, ela procede da mente supraconsciente, que é um nível mais elevado dentro de nós.

NATUREZA DO SUPRACONSCIENTE

O supraconsciente está alerta e repleto de luz. Ele corresponde ao Eu Superior, que conhece e vê as coisas claramente e nos orienta através dos períodos difíceis e desafiadores da vida: por exemplo, quando precisamos tomar uma decisão importante sobre mudança de emprego, troca de casa ou o fim de um relacionamento. Confiar em nossa intuição e harmonizar-nos com o nosso Eu Superior são habilidades importantes que precisamos aprender na vida. Por meio delas, recebemos inspiração, clareza e coragem para tomar decisões acertadas sobre mudanças necessárias. Tanto o Reiki quanto a meditação reforçam essa ligação com a intuição e com o Eu Superior e nos ajudam a confiar nos nossos pressentimentos e impulsos. Por exemplo, ao aplicar um tratamento de Reiki, a intuição pode dizer-nos onde posicionar as mãos no corpo do receptor. Simplesmente nos perguntamos, "Onde minhas mãos são necessárias neste momento?" e confiamos na primeira resposta que nos vem à mente.

CONTATO COM O CENTRO

Durante um seminário de fim de semana, apresento diferentes técnicas de meditação e oriento o aluno a entrar em contato com o seu centro. Antes de aplicar um tratamento de Reiki, é importante entrar dentro de si mesmo e estabelecer contato com o centro, que está conectado com o chakra do sacro (segundo), logo abaixo do umbigo. Essa é uma região do corpo em que podemos relaxar, descansar dentro de nós mesmos e nutrir-nos com o que for necessário. Com a meditação, podemos relaxar completamente, o que intensificará o processo de cura e aprofundará o próprio estado da meditação.

TÉCNICAS DE MEDITAÇÃO

Existem diferentes técnicas de meditação, mas todas podem ser classificadas como ativas ou passivas. As técnicas ativas implicam períodos de atividade física e catártica para descarregar tensões presentes nos corpos físico e emocional. A Meditação Dinâmica (pp. 66-9) é uma delas, desenvolvida pelo místico indiano Osho. Essa técnica nos possibilita abordar e expressar as nossas emoções. Praticando essa meditação, desenvolvemos a intuição e a percepção com relação a nós mesmos e nos tornamos mais silenciosos e serenos em nosso íntimo. Osho criou métodos de meditação voltados especialmente para o homem e a mulher do mundo atual; muitas técnicas constantes deste livro foram desenvolvidas por ele.

Foram essas atividades e experiências que me inspiraram a escrever este livro.

Desejo-lhe amor, luz e crescimento sempre maior
na sua jornada de descoberta de si mesmo, lembrando-se continuamente da sua ligação
com o divino, lembrando-se de quem você é verdadeiramente — consciência sublime, ser divino de luz.

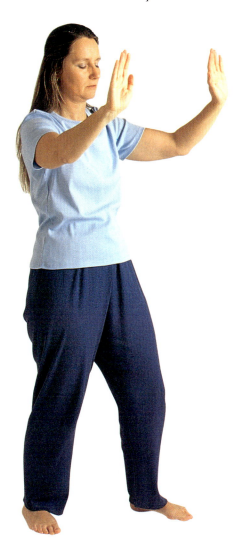

Capítulo 1

O Reiki combinado com a meditação ajuda-o a descobrir camadas mais profundas em si mesmo e no método do Reiki. O Reiki prepara-o para a meditação e a meditação aprofunda a sua experiência do Reiki.

Reiki e meditação:
parceiros naturais

O Reiki é uma técnica de cura muito suave, mas intensamente eficaz, aplicada com a imposição das mãos. Ele se baseia num processo específico de sintonização de energia (ver p. 120) que se serve de mantras e símbolos antigos para aumentar o fluxo da energia vital e abrir o canal de cura interior. Isso significa que usamos nossa capacidade natural de curar e possibilitamos que uma quantidade maior de energia vital flua pelos centros de energia superiores (os chakras). Dos centros, a energia de cura se dirige para os braços e as mãos e daí para a área específica onde posicionamos as mãos. O Reiki revitaliza o corpo, a mente e a alma, alivia a dor e o *stress* e ajuda em muitas enfermidades, sempre intensificando o processo de cura natural.

FUNÇÃO DA MEDITAÇÃO

A meditação é um modo científico, preciso, que você tem à disposição para penetrar em camadas mais profundas do seu ser.

Neste livro, as técnicas de meditação são integradas com o tratamento de Reiki, permitindo que doador e receptor se expandam e cresçam de modo criativo e tratem os próprios corpos de energia. Padrões antigos de energia se dissolvem, os centros energéticos se equilibram, os corpos de energia se alimentam e o fluxo suave de energia se restabelece.

IMPORTÂNCIA DAS MEDITAÇÕES ATIVAS

As meditações ativas, as que implicam movimento do corpo, são especialmente importantes para o modo de vida atual. Precisamos exteriorizar a nossa energia usando o corpo para relaxar as tensões e precisamos da catarse para nos acalmar emocional e mentalmente. Se já pratica o Reiki, você perceberá que as técnicas de meditação ativa aqui apresentadas são de eficácia extraordinária para desenvolver o seu poder de cura.

A meditação favorece a expansão do fluxo de energia, que sobe e, em sua passagem, estimula o corpo etérico (um dos sete corpos de energia) e os centros energéticos que o constituem (os chakras). Esse fluxo ascendente produz serenidade, enquanto o movimento descendente causa tensões.

A energia do Reiki abre espaço para a cura e o relaxamento interior; normalmente, as pessoas ficam mais satisfeitas e em contato consigo mesmas depois de recebê-la, e comentam, "Sinto-me como se tivesse feito uma meditação". Elas se sentem tranqüilas, descansando em seu próprio centro.

Cura
O Reiki é uma forma perfeita de você curar a si mesmo e aos outros. O caráter japonês para cura está por trás do texto desta página.

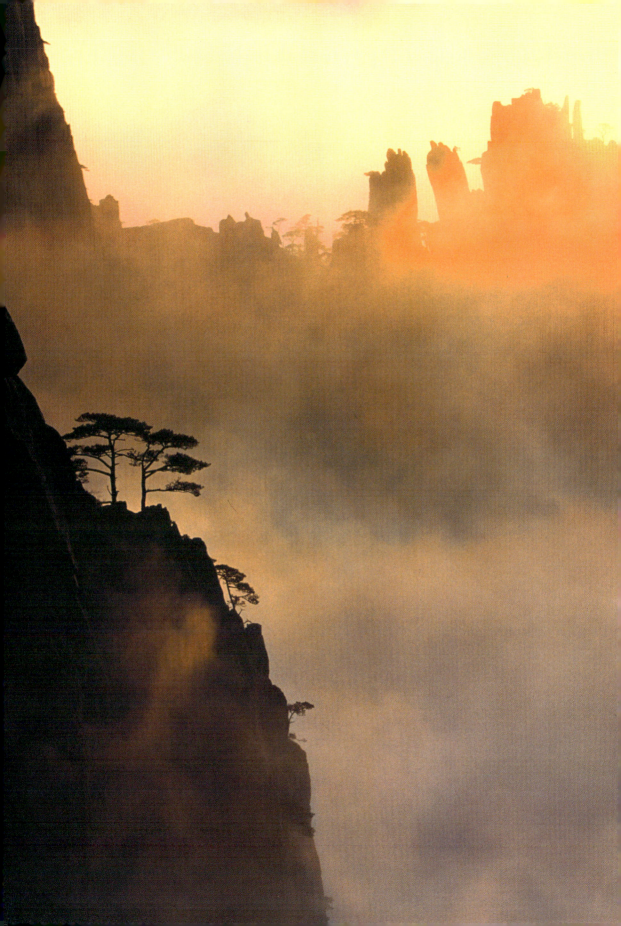

Os efeitos da meditação

Enquanto está sentado em meditação, quieto, não fazendo nada, você não tem um "tornar-se", um desejo; você apenas fica consigo mesmo; testemunha silenciosamente o que está acontecendo; mantém-se no centro, em si mesmo. Assim, Reiki e meditação trabalham juntos. A vivência de técnicas de meditação ajuda-o a aprofundar o seu Reiki, enquanto o Reiki traz equilíbrio e harmonia a todos os níveis (físico, emocional, mental e espiritual).

EXERCÍCIO DE RELAXAMENTO
Você precisa relaxar completamente antes de começar uma meditação. Este exercício ajuda-o a tomar consciência das áreas tensas no corpo físico e a relaxar o mecanismo corpomente. Ele pode reavivar experiências da infância, quando você era muito mais solto e cheio de energia.

Faça este relaxamento antes de dormir, ou a qualquer hora do dia, durante alguns dias. Aplique Reiki na cabeça enquanto mantém a atenção em outras partes do corpo. Se quiser, ponha uma música suave.

Passo um
Sente-se numa cadeira ou deite-se. Respire profundamente algumas vezes, inalando pelo nariz e exalando pela boca, e soltando um pequeno suspiro com cada exalação. Sinta todo o corpo relaxando e liberando a tensão.

REIKI E MEDITAÇÃO: PARCEIROS NATURAIS **17**

Passo dois

Posicione as mãos sobre os olhos, apoiando as palmas nos ossos malares. Depois de 3 minutos, mantendo as mãos sobre os olhos, concentre a atenção nos pés. Com os olhos fechados, veja a energia subindo a partir dos pés. Olhe interiormente para ver se há tensão nos pés. Se houver, relaxe os pés e fique neles até sentir que o relaxamento aconteceu.

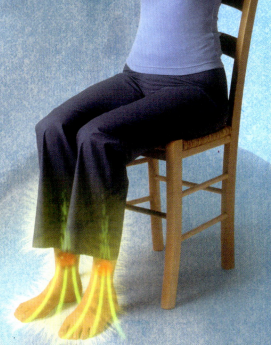

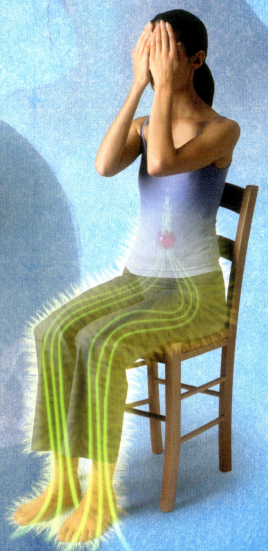

Passo três

Em seguida, desloque a atenção para as pernas e procure localizar possíveis tensões nelas. Novamente, se houver tensões, relaxe a área tensa conscientemente. Gradualmente, dirija a atenção para todas as partes do corpo: virilha, abdômen, estômago, nádegas, quadris, todos os órgãos, pulmões, ombros e braços. Chegue às mãos, que estão ligadas com a sua mente. Por exemplo, se a mão esquerda está tensa, o lado direito do cérebro está tenso, e vice-versa.

Relaxe então o rosto, o couro cabeludo e o pescoço. Procure sentir possíveis tensões em sua mente. Apenas observando, a tensão e os pensamentos se dissipam. Quando todo o corpo está relaxado, a mente também está livre de tensões.

O campo de energia humano

Todo ser vivo pulsa com energia. Os praticantes de medicina complementar, e também os físicos, reconhecem a existência de um campo eletromagnético gerado pelos processos biológicos do corpo. Esse campo de energia que envolve o corpo físico expande-se até o limite que corresponde à distância dos braços estendidos, em todo o comprimento do corpo. Ele contém informações e é um sistema altamente sensível e perceptivo. Por esse sistema, estamos constantemente em comunicação com tudo o que nos cerca, transmitimos mensagens aos corpos de outras pessoas e deles também recebemos informações.

UM REFLEXO DE ENERGIA

Os praticantes de medicina complementar, os agentes de cura e os sensitivos acreditam que o campo de energia humano contém e reflete a energia de cada indivíduo. Ele nos envolve e armazena a energia emocional criada pelas nossas experiências, tanto positivas quanto negativas. As experiências carregadas de energia emocional acumulam-se no nosso sistema energético, incluindo-se entre elas relacionamentos passados e presentes, vivências profundas e traumáticas, lembranças de vidas passadas, nossos padrões de crenças e as atitudes que formamos durante o processo de crescimento. As emoções provocadas por essas experiências ficam impressas no nosso corpo físico e contribuem para a formação dos nossos tecidos celulares, que então geram uma qualidade de energia que reflete essas emoções.

LINGUAGEM DA ENERGIA

Essas impressões energéticas criam uma linguagem de energia portadora de informações que um praticante intuitivo, um agente de cura ou um sensitivo sabem ler muito bem. Pense numa ocasião em que alguém o elogiou por ter praticado uma ação positiva ou um ato criativo. Você provavelmente sentiu uma torrente de energia positiva, talvez uma sensação de grande poder pessoal e de auto-estima que o fez sentir-se bem consigo mesmo. Imagens e experiências positivas, como também negativas, conservam-se em cada campo de energia e registram uma lembrança no tecido celular e no campo energético. Nossas emoções vivem fisicamente em nosso corpo e agem em conjunto com as nossas células e tecidos.

A AURA HUMANA

O campo de energia humano, geralmente chamado de aura, pode ser descrito como um corpo de energia que envolve e interpenetra o corpo físico. Os pesquisadores criaram modelos teóricos que dividem a aura em várias camadas. Essas camadas são chamadas de "corpos de energia", que se envolvem e interpenetram uns nos outros. Cada sucessivo corpo é composto de substâncias mais refinadas e de vibrações mais elevadas que o corpo que o envolve. Algumas pessoas conseguem "ver" a aura e dizem que ela é como um campo de energia com múltiplas camadas que pulsam com cores de acordo com o estado de espírito e saúde da pessoa no momento.

CUIDADOS COM OS NOSSOS CORPOS DE ENERGIA

Para manter os nossos corpos de energia saudáveis, é preciso cuidar bem deles. Para isso, precisamos antes de mais nada dar-nos conta da existência deles e ter consciência dos modos como nos influenciam. À medida que nos desenvolvemos espiritualmente, tornamo-nos mais sensíveis às energias que nos envolvem. Sentimos vibração e energia, e quanto mais aprendemos a purificar e refinar os nossos corpos energéticos, mais percebemos a comunicação entre os corpos de energia dos outros. Nossa tarefa humana consiste em purificar esses corpos e dar-lhes a devida atenção e alimento. Criamos assim harmonia entre eles e os desenvolvemos, dando à nossa energia condições de fluir livremente, mantendo-nos desse modo saudáveis e equilibrados.

Cores visíveis
Podemos ver claramente as várias cores das camadas da aura na fotografia Kirlian.

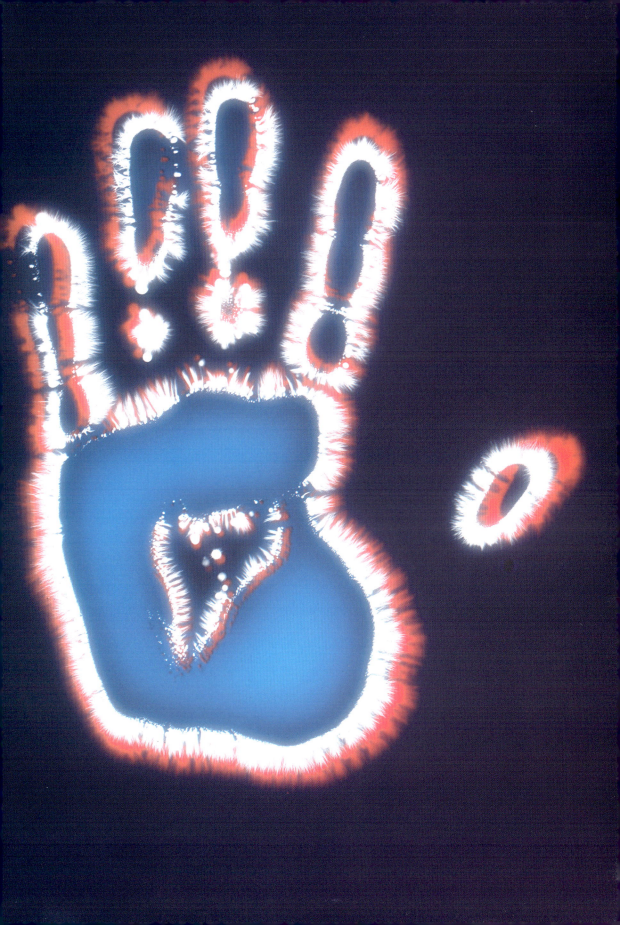

Os sete corpos de energia da aura

Os corpos de energia são diferentes uns dos outros e têm funções específicas. Cada um tem uma aura constituída de radiação eletromagnética que nos dá informações sobre as nossas condições emocionais ou mentais. Podemos aprender a "ler" a aura de uma pessoa e saber em que estado (mental e físico) ela se encontra. Além disso, cada camada está relacionada com um chakra específico. Por exemplo, o primeiro corpo de energia tem ligação com o primeiro chakra, o segundo com o segundo chakra, e assim por diante. Os chakras são passagens por onde o fluxo de energia entra na aura e no corpo físico e deles sai. O quinto, sexto e sétimo corpos de energia metabolizam energias relacionadas com o mundo espiritual, enquanto os três corpos de energia inferiores (primeiro, segundo e terceiro) têm relação com o mundo físico.

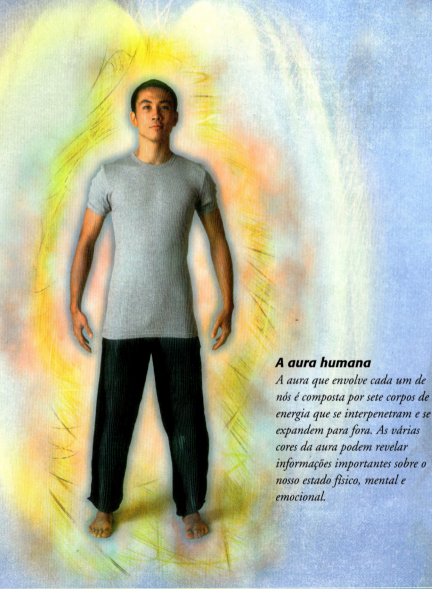

A aura humana
A aura que envolve cada um de nós é composta por sete corpos de energia que se interpenetram e se expandem para fora. As várias cores da aura podem revelar informações importantes sobre o nosso estado físico, mental e emocional.

EXERCÍCIO PARA SENTIR A AURA HUMANA

Este exercício ajuda-o a entrar em sintonia com o seu campo de energia e o torna mais consciente da própria aura (campo eletromagnético). Você perceberá certas sensações fluindo entre os dedos e as palmas das mãos.

Passo um

Sente-se numa cadeira ou numa almofada no chão; feche os olhos por uns momentos e solte os ombros em cada exalação (faça isso durante três exalações). Simultaneamente, livre-se de pensamentos e de possíveis tensões no corpo.

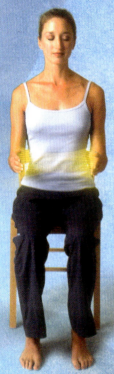

Passo dois

Posicione as mãos à sua frente, imóveis, palmas voltadas uma para a outra e afastadas aproximadamente 30 cm. Relaxe e respire pelo diafragma. Com os olhos fechados, observe interiormente o aumento da energia entre as mãos (faça isso durante 2-5 minutos).

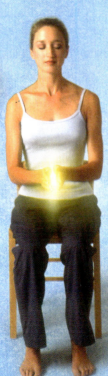
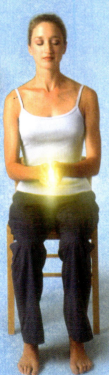

Passo três

Aproxime lentamente as mãos, consciente do espaço entre elas. Sinta o campo de energia entre as mãos. Você pode sentir certa resistência.

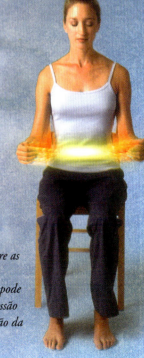

Passo quatro

Brinque com o espaço entre as mãos, aproximando-as e afastando-as. Sinta. Você pode sentir formigamento e pressão ou cócegas, como a sensação da eletricidade estática.

Primeiro corpo de energia (Etérico)

O primeiro corpo de energia é o corpo físico, também conhecido como corpo etérico. O corpo físico nos possibilita existir no plano material e reunir experiências nesse nível. O nosso corpo físico, que trabalha para nós dia e noite, é um sistema muito inteligente e complexo; todos os órgãos funcionam em harmonia; por exemplo, para digerir o alimento. O corpo se renova a cada sete anos, recriando um novo tecido celular, com os rins e o fígado trabalhando sem parar para desintoxicar o corpo. Todo o funcionamento físico, sensações físicas e dor ou prazer físicos pertencem ao primeiro corpo de energia.

ESTRUTURA

O corpo etérico é o campo eletromagnético do corpo físico. Ele tem a mesma estrutura que o corpo físico e inclui todas as partes anatômicas e todos os órgãos. O corpo etérico se expande de um a cinco centímetros além do corpo físico.

Um corpo saudável é feito de linhas sutis de energia, semelhante a uma delicada rede de luz. Algumas pessoas podem ver "sombras" na camada etérica que indicam distúrbios do corpo físico. Essas sombras mudam durante o dia e dependem da condição de passividade ou de atividade do corpo. Quanto mais profunda e forte a sombra, mais grave é a doença física. Quanto mais forte o corpo físico, mais forte a camada etérica: eles são interdependentes. Podemos conhecer a saúde física de uma pessoa lendo o corpo de energia dela.

VULNERABILIDADE E FORÇA

Quanto mais saudável for o corpo físico, mais forte e mais eficiente será a camada etérica. A função mais importante do primeiro corpo energético é proteger o corpo de energias inconvenientes — por exemplo, bactérias e vírus. Um corpo físico fraco com um corpo etérico fraco tende a ser mais vulnerável à doença. Se o corpo etérico é forte, ele pode resistir facilmente às bactérias e aos vírus: eles não conseguem penetrar no corpo físico ou então são expelidos imediatamente.

Os clarividentes e sensitivos podem "ver" as cores da camada etérica, que variam do azul-claro ao cinza. Uma pessoa sensível provavelmente terá um corpo também sensível, refletido na cor azulada da primeira camada. Uma pessoa com um corpo forte, vigoroso, terá uma cor acinzentada no primeiro corpo de energia.

O primeiro corpo de energia contém em si os sete chakras, que se parecem a rodas rodopiantes de luz semelhantes à camada etérica. Os chakras conectam todos os outros corpos de energia com o corpo físico e transmitem informações entre uns e outros. No plano físico, os chakras têm ligação com as glândulas endócrinas (ver diagrama na p. 32), que transmitem informações sutis dos outros campos de energia para as reações físicas. Este é um sistema complexo.

O primeiro e o segundo chakras direcionam a energia para o corpo físico; se esses chakras não funcionam bem, torna-se impossível viver. Compreendendo a importância do primeiro corpo de energia, tornamo-nos mais conscientes e mais responsáveis no sentido de protegê-lo e tratá-lo com amor e cuidado, como um amigo especial.

Para fortalecer o primeiro corpo de energia:

Exercício de relaxamento (pp. 16-7)
Meditação Dinâmica (pp. 66-9)
Meditação Kundalini (pp. 76-7)
Meditação Vipassana Caminhando (pp. 98-9)
Relaxamento dirigido e auto-aplicação de Reiki (pp. 110-1)

REIKI E MEDITAÇÃO: PARCEIROS NATURAIS 23

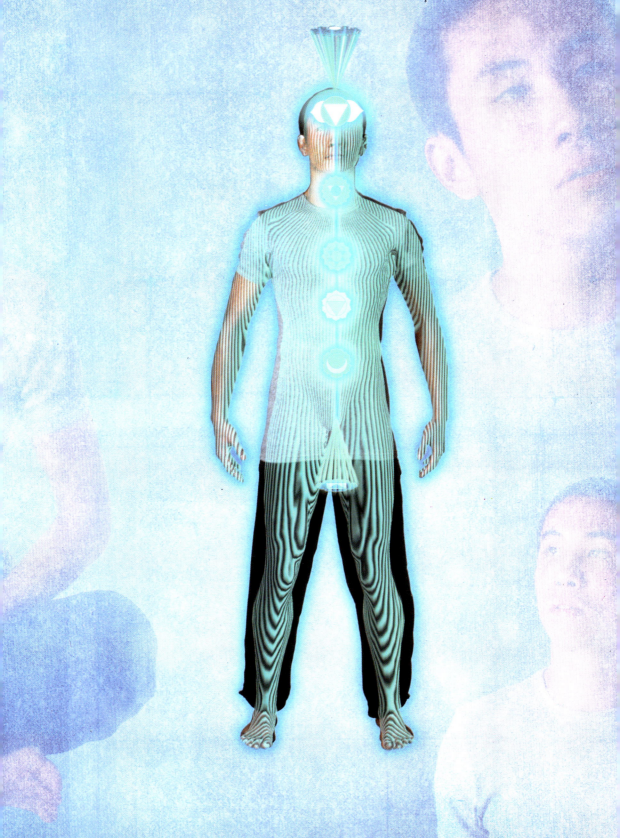

Segundo corpo de energia (Emocional)

Depois do corpo de energia etérico, temos o corpo emocional, que, com o segundo chakra, está relacionado com os aspectos emocionais. Sem ele, não poderíamos sentir emoções, uma vez que ele registra os sentimentos e se torna o veículo pelo qual vivemos a vida emocional. Todos os padrões emocionais que compõem a nossa personalidade estão contidos nele. O corpo emocional segue o contorno do corpo físico e a vibração sutil de energia dessa camada reflete o processo emocional por que estamos passando. A sua estrutura é mais fluida que a do corpo etérico, e para um clarividente ele se parece a nuvens de luz multicolorida em movimento livre. Essa camada se expande de dois e meio a oito centímetros além do corpo.

CORES CORRELATAS

A estrutura eletromagnética deste corpo depende do aprimoramento do corpo em si. Os clarividentes "vêem" o seu colorido variando de brilhante a escuro. Todos os sentimentos estão refletidos no segundo corpo de energia, e os sensitivos podem identificar as emoções de uma pessoa examinando as cores que o compõem à medida que ela passa de um sentimento a outro. Por exemplo, o vermelho indica energia intensa, impulsora, e pode também ser interpretada como raiva; um vermelho suave indica brandura, empatia e alegria. Em geral, as nossas emoções mudam rapidamente, refletidas no segundo corpo como energia desordenada. Sentimentos claros e intensos como amor, entusiasmo, alegria e raiva produzem cores brilhantes e nítidas; sentimentos que criam confusão produzem matizes escuros, menos distintos.

Essas cores são acompanhadas por uma vibração especial que influencia, por exemplo, a atmosfera entre as pessoas. Cada sentimento deixa uma impressão na camada emocional e uma certa vibração que se irradia do corpo físico e da aura. Imagine pessoas meditando juntas com velas, flores e incenso. Elas entram em sintonia com o próprio coração e criam uma atmosfera relaxante, e assim seus corpos emocionais podem expandir-se para liberar tensões. Essa energia mútua é cheia de respeito e amor, criando uma vibração harmoniosa e alimentadora para o segundo corpo e para o nosso bem-estar.

LIMPEZA DE PADRÕES EMOCIONAIS

Quanto mais tomamos consciência dos nossos padrões emocionais negativos e procuramos liberá-los, mais a nossa camada emocional se torna sutil e transparente. Quanto menos entramos em contato com esses padrões negativos, mais denso se torna o segundo corpo e sua aura. Podemos então sentir-nos irritados, deprimidos, medrosos, tristes e ressentidos. Um corpo emocional denso parece-se a um muro ao redor da pessoa. Para limpar e purificar a nossa camada emocional precisamos antes de mais nada encarar os nossos medos e sentimentos negativos. Precisamos ter o desejo sincero de perceber os bloqueios emocionais e coragem para enfrentar os sentimentos fortes.

Existem hoje diferentes métodos terapêuticos para lidar com padrões emocionais, métodos que nos permitem penetrar em camadas sempre mais profundas até chegar à origem do padrão negativo. Este geralmente se localiza na infância, e se não tivemos oportunidade de conscientizar-nos dele e tratá-lo, o nosso segundo corpo de energia atrairá repetidas vezes a mesma situação na vida adulta. Se você sabe por que criou esse padrão emocional — e está claro que não precisa mais dele — então você pode abandoná-lo. Aos poucos você cria uma distância do padrão. Dissolvendo padrões emocionais antigos, presos, o segundo corpo se torna mais aperfeiçoado e vibra energia positiva.

Para fortalecer o segundo corpo de energia:
O Coração da Serenidade (p. 48)
Meditação da Rosa Mística (p. 49)
Meditação Dinâmica (pp. 66-9)
Meditação Kundalini (pp. 76-7)
Relaxamento dirigido e auto-aplicação de Reiki (pp. 110-1)

REIKI E MEDITAÇÃO: PARCEIROS NATURAIS   **25**

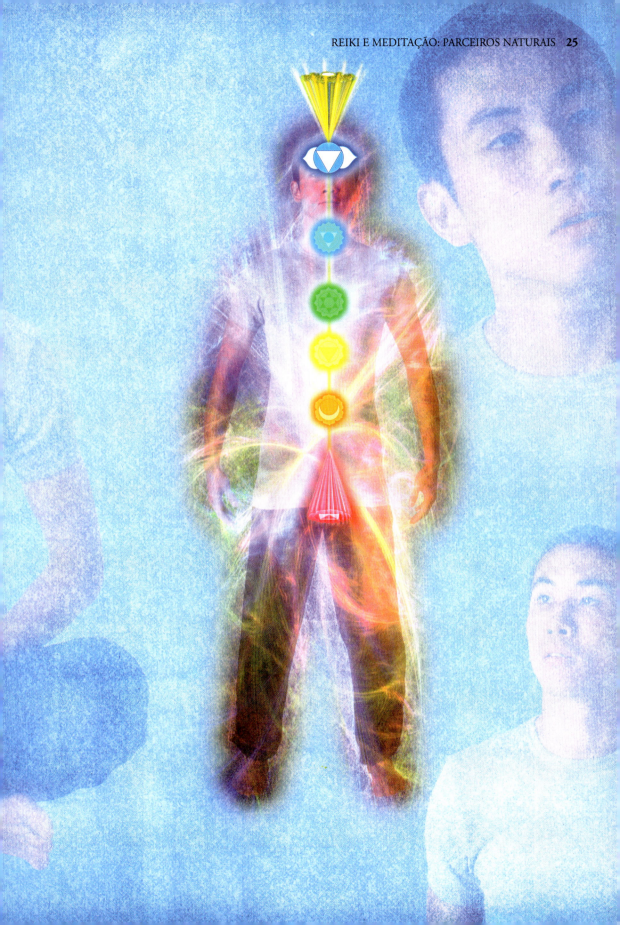

Terceiro corpo de energia (Mental)

Este corpo está além do emocional e é constituído de energias relacionadas com a nossa vida mental, com os pensamentos e os processos mentais. O terceiro campo de energia e o terceiro chakra estão associados ao pensamento linear. Os sensitivos "vêem" este corpo com uma cor amarela viva irradiando da cabeça, dos ombros e de todo o corpo. Ele se expande e brilha quando a pessoa está ativa mentalmente, chegando a uma distância de oito a vinte centímetros do corpo e até alguns metros, dependendo do estado de consciência da pessoa.

A camada mental guarda os nossos processos de pensamento e a criatividade mental. Sua vibração intensa produz constantemente pensamentos e fantasias. As mentes consciente e inconsciente são ativas na camada mental, de modo que pensamentos, desejos, devaneios, medos e esperanças acontecem nesse corpo. Ele só descansa quando a pessoa está em estado de meditação.

FORMAS-PENSAMENTO

O terceiro corpo de energia contém formas ou padrões de pensamento. Aos sensitivos e clarividentes, esses aparecem como áreas com formas e brilhos diferentes, carregando outras cores emitidas pela camada emocional. A cor do momento representa as emoções da pessoa ligadas à forma ou ao padrão de pensamento. Concentrando-nos em certos pensamentos, nós os fortalecemos. Por exemplo, pensamentos e crenças que foram alimentados na infância podem arraigar-se tão profundamente a ponto de influenciar indelevelmente toda a nossa visão da vida. Enquanto crescemos, aprendemos certas regras e formas de sobrevivência ou adequação à sociedade. Dessas, algumas são úteis, até mesmo essenciais talvez, mas outras podem se tornar obstáculos para o desenvolvimento individual e espiritual.

Com o tempo, estabelecemos sistemas de crenças sobre nós mesmos, sobre as outras pessoas e sobre a vida em geral, os quais podem ser positivos ou negativos. Se alimentamos crenças ou pensamentos negativos sobre nós mesmos, nós nos limitamos e não conseguimos viver em todo o nosso potencial. Isso acontece quando, por exemplo, você pensa constantemente, "Não sou bom como deveria", "Não consigo fazer isto ou aquilo", "Sou um inútil". É importante tomar consciência das crenças autodestrutivas e limitadoras e descobrir onde elas têm origem. Com muita freqüência, precisamos perscrutar profundamente nossas experiências da infância. Para purificar a camada mental, precisamos livrar-nos dos pensamentos negativos e encarar nossas crenças para desenterrar pensamentos recônditos.

Uma mente nervosa em constante tagarelice interior cria um atalho no corpo mental. Ela tende a pensar em termos de "bom" e de "mau", de "certo" e de "errado", emitindo julgamentos instantâneos e formando gostos e aversões rígidos. Mas quando trazemos um pensamento negativo à consciência e o reconhecemos, ele deixa de ter poder sobre nós e então pode ser transformado em sua forma positiva: "Eu sou bom", "Posso fazer isso ou aquilo" e "Tenho valor". Esses pensamentos positivos purificam o corpo de energia mental. Isso cria uma vibração energética positiva e mais refinada no terceiro corpo.

CAPACIDADE CRIATIVA

A capacidade criativa faz parte da camada mental. Além de tornar a vida melhor no plano prático — por exemplo, preparando um prato delicioso — criar é sempre uma fonte de prazer. Se a criatividade fluir livremente em você, a sensação se assemelhará a uma fonte de energia vital que o rejuvenesce e revigora. É importante expressar a criatividade. Você pode fazer isso simplesmente mudando as coisas de lugar na sua casa, como pendurar um quadro, por exemplo. Preste atenção ao que você sempre quis fazer e criar e transforme esse desejo em ação. Essa atitude enche a sua vida de alegria e o põe em contato com a faceta lúdica da sua personalidade, a qual é parte da criança que está em você.

Para aprimorar o terceiro corpo de energia:
Meditação *Gibberish* (pp. 46-7)
Meditação do Buda Sorridente (pp. 54-5)
Meditação da Não-Mente (p. 95)
Mental Healing (p. 124)

REIKI E MEDITAÇÃO: PARCEIROS NATURAIS 27

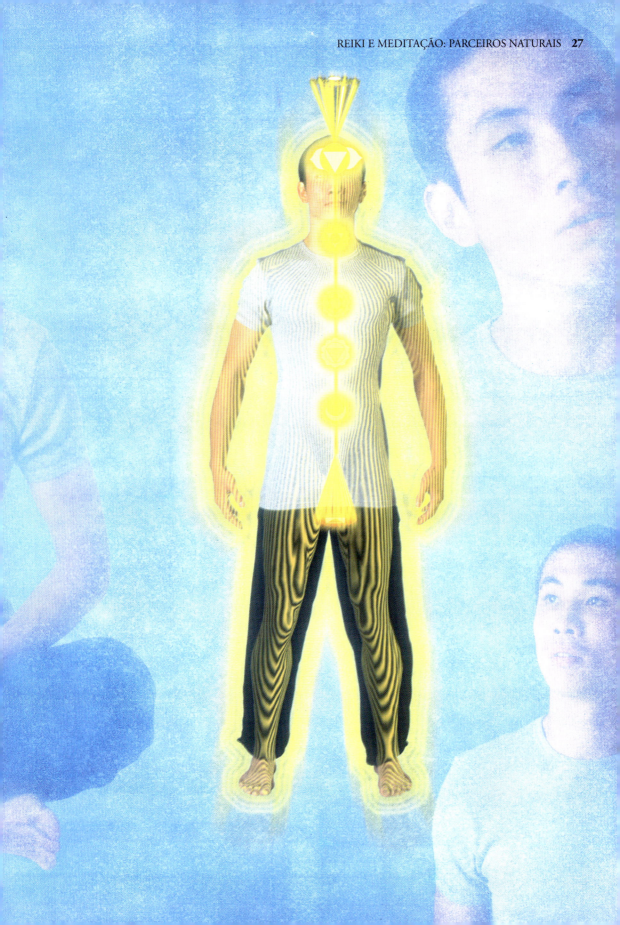

Quarto corpo de energia (Astral)

O quarto corpo de energia está relacionado com o chakra do coração (o quarto). É por meio dele que amamos os outros: a família, os amigos, as pessoas em geral. O chakra do coração é o centro de energia que cria a energia do amor.

Para o clarividente, o corpo astral se revela com porções de diferentes cores. Ele tende a apresentar o mesmo conjunto de cores que o corpo emocional, mas em tons róseos, e se expande em torno de quinze a trinta centímetros além do corpo.

CORDÕES DE LIGAÇÃO

O chakra do coração de uma pessoa amorosa tem o quarto corpo de energia repleto de luz rósea. Quando as pessoas formam relacionamentos, elas criam "cordões" de ligação que "brotam" dos chakras. Num grupo de pessoas ou numa festa, a interação entre as pessoas acontece no nível astral. Irradiações coloridas passam rapidamente entre os indivíduos. Entre casais potenciais, esse é geralmente um teste do campo de energia para ver se existe compatibilidade entre eles. Pode ser positivo e prazeroso, mas também negativo e desagradável.

Para aprimorar o quarto corpo de energia:
O Coração da Serenidade (p. 48)
Cura e equilíbrio emocional com Reiki (pp. 70-3)
Meditação da Oração (p. 81)
Reiki a Distância (pp. 126-7)

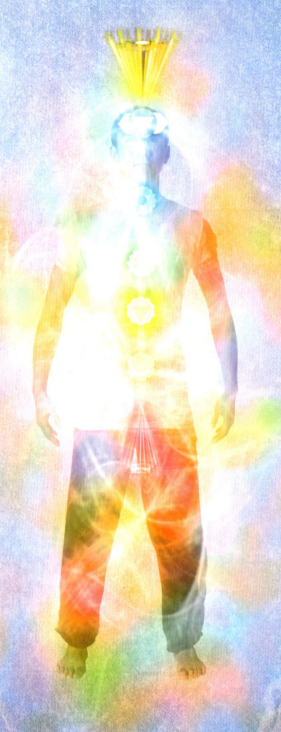

Quinto corpo de energia (Espiritual)

O quinto corpo de energia tem relação com a vontade superior, ligada à vontade divina ("Seja feita a vossa vontade"). O chakra da garganta (o quinto) está associado ao poder da palavra, da fala, da audição e do senso de responsabilidade pelas nossas ações. A camada espiritual representa a centelha divina no ser humano e abriga o Eu Superior da pessoa, um Eu Superior que está alerta, repleto de luz e pode ver as coisas claramente.

O Eu Superior está livre de sentimentos e pensamentos e armazena informações sobre o plano de nossa vida e sobre o que devemos fazer e aprender. Ele guarda uma síntese da vida da pessoa e toma decisões sobre as experiências de aprendizado pelas quais ela deve passar. Para entrar em contato com o Eu Superior, precisamos antes de mais nada purificar os quatro primeiros corpos de energia. O Eu Superior não pode entrar em contato conosco, e vice-versa, se estamos raivosos, tristes ou num estado caótico. Mas se fazemos o nosso trabalho interior e aprendemos a meditar realmente, é possível recorrer a ele e pedir-lhe orientação, sabedoria e lucidez (ver *Mental Healing*, p. 124).

A camada espiritual contém todas as formas que existem no plano físico. Ela se assemelha a um negativo fotográfico e é como uma matriz para o corpo etérico, que por sua vez é a matriz para o corpo físico. O quinto corpo de energia expande-se em torno de quarenta e cinco a sessenta centímetros além do corpo. No quinto nível, o som cria a matéria, e por isso a cura pelo som é a forma mais eficaz para este corpo.

Para aprimorar o quinto corpo de energia:
Estimulação da energia dos chakras com som (pp. 33-5)
Meditações Nadabrahma (pp. 90-1)
Meditações com Mantras (p. 102)
Mantra Gayatri (pp. 118-9)

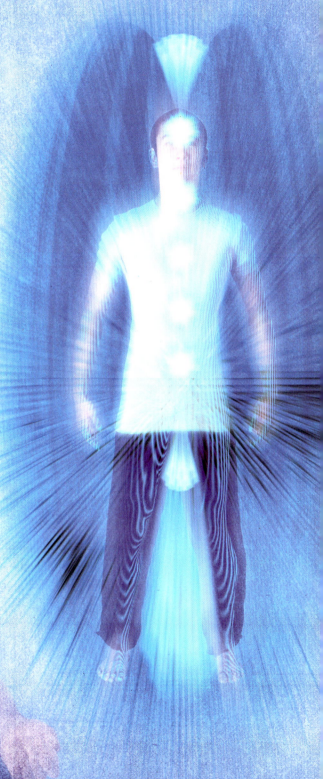

Sexto corpo de energia (Cósmico)

O sexto corpo de energia e o sexto chakra têm relação com o amor celestial e divino. É um amor que transcende o amor humano. Para esse amor, todas as formas de vida são manifestações preciosas de Deus. A camada cósmica chega a uma distância de aproximadamente sessenta a oitenta e cinco centímetros do corpo. É nesse nível que experimentamos o êxtase divino, alcançado por meio da meditação e do trabalho interior. É um estado de ser que nos leva a compreender que não existe separação entre nós e os outros seres vivos. Conhecemos nossa ligação com todo o universo e vemos luz e amor em tudo o que existe. Nossa consciência elevou-se até o sexto nível, onde nós e Deus somos um *continuum* único.

Alguns clarividentes podem "ver" a camada cósmica. Ela se assemelha à situação em que, ao acendermos uma vela, a luz da vela ilumina tudo o que a envolve. O corpo cósmico emana infinitos raios de luz em torno de si.

Para aprimorar o sexto corpo de energia:
Meditação da Luz Dourada (p. 94)
Meditação da Lua Cheia (pp. 104-5)

Sétimo corpo de energia (Nirvânico)

O sétimo corpo de energia e o chakra da coroa (o sétimo) relacionam-se com a mente superior, com o conhecimento e com a integração da nossa vida espiritual. A camada nirvânica expande-se de setenta e cinco a cento e cinco centímetros além do corpo, aproximadamente. O contato com essa camada cria em nós uma consciência que se dissolve na consciência divina, e então nos tornamos unos com a existência: chegamos à fonte original de que procede e a que retorna toda existência.

A aparência externa é a forma oval da aura, encerrando todos os corpos de energia relacionados com a encarnação atual da pessoa. O clarividente vê o sétimo corpo como delicados fios de luz prateada contendo a forma da aura, que por sua vez conserva a forma dos chakras e do corpo físico. Ela cria assim uma camada protetora resistente para o campo de energia.

Para aprimorar o sétimo corpo de energia:
Sente-se silenciosamente em meditação
Meditação Vipassana (pp. 96-7)

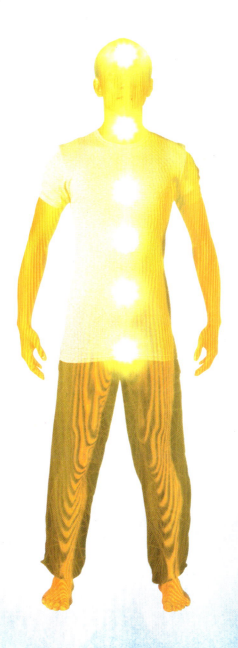

Os sete chakras

Os sete chakras são centros de energia vital específicos no corpo que influenciam diferentes aspectos de nós mesmos. Eles são vórtices de energia que governam o nosso estado físico, emocional, mental e espiritual. As posições de mãos básicas do Reiki coincidem com os sete chakras principais e por isso podemos fazer a harmonização dos chakras simultaneamente com o tratamento de Reiki (ver pp. 38-9).

ABERTURAS PARA A ENERGIA

De uma perspectiva neurofisiológica, os chakras são representados como plexos nervosos da coluna vertebral e das glândulas endócrinas que se conectam com os órgãos internos. Cada chakra abre-se tanto para a parte anterior como para a posterior do corpo. Os aspectos anteriores dos chakras estão associados às emoções e os posteriores à vontade, mas todos os sete chakras são aberturas por onde a energia entra e sai da aura. A energia sempre tem uma manifestação ou forma específica que percebemos por meio dos sentidos e do uso dos nossos poderes de intuição.

Os chakras absorvem energia universal (*ki, chi, prana*), separam-na em partes e a enviam por canais chamados "nadis" para o sistema nervoso, para as glândulas endócrinas e para o sangue, com o objetivo de nutrir o corpo.

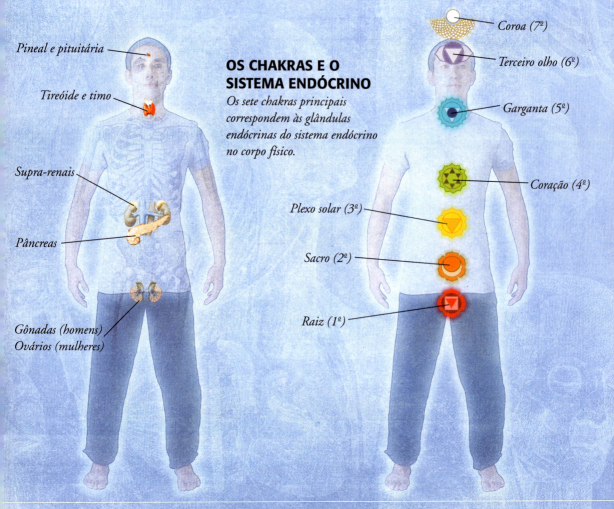

OS CHAKRAS E O SISTEMA ENDÓCRINO
Os sete chakras principais correspondem às glândulas endócrinas do sistema endócrino no corpo físico.

Pineal e pituitária
Tireóide e timo
Supra-renais
Pâncreas
Gônadas (homens)
Ovários (mulheres)

Coroa (7º)
Terceiro olho (6º)
Garganta (5º)
Coração (4º)
Plexo solar (3º)
Sacro (2º)
Raiz (1º)

EQUILÍBRIO PERTURBADO

Cada chakra tem sua própria vibração energética. Se a freqüência vibratória de um chakra está bloqueada ou se o chakra está girando na direção errada, o equilíbrio nesse chakra fica perturbado. Uma pessoa com a energia dos chakras bloqueada ou girando na direção imprópria é facilmente manipulada e prejudicada por outros. Terapeutas massagistas dizem que sentem tensão e rigidez no corpo dos clientes como conseqüência dessa disfunção. Quando a energia é retida em seu fluxo natural — por exemplo, quando reprimimos um sentimento ou se deixamos de agir por causa do medo — isso afetará o nosso corpo etérico e físico. O corpo então cria uma barreira de proteção na forma e textura do nosso tecido.

A energia precisa fluir constantemente através do nosso sistema para que possamos manter-nos em condições ideais de saúde: o fluxo de energia inibido pode causar problemas de saúde. Como a função dos chakras é vitalizar o corpo, é importante abri-los para aumentar o fluxo energético. A doença é sempre causada por um desequilíbrio de energia ou por um bloqueio no seu fluxo. Essas condições afetam as nossas emoções e nos impedem de viver com satisfação e alegria.

ESTIMULAÇÃO DA ENERGIA DOS CHAKRAS COM SOM

Este exercício de energização estimula os centros dos chakras. Não trabalhe sobre o chakra da coroa. Pratique-o sempre que precisar de energia extra, sozinho ou com um parceiro. Nesse caso, os dois devem ficar de pé, a dois ou três metros de distância, um de frente para o outro, olhos nos olhos. Façam o exercício três vezes.

Passo um

Posicione-se com os pés afastados pela largura dos ombros, joelhos ligeiramente fletidos. Respire profundamente, levantando bem os braços. Em seguida, emita o som "Iiiiiiiii" enquanto exala. Essa posição estimula o chakra do terceiro olho. Se estiver trabalhando com um parceiro, um deve olhar nos olhos do outro.

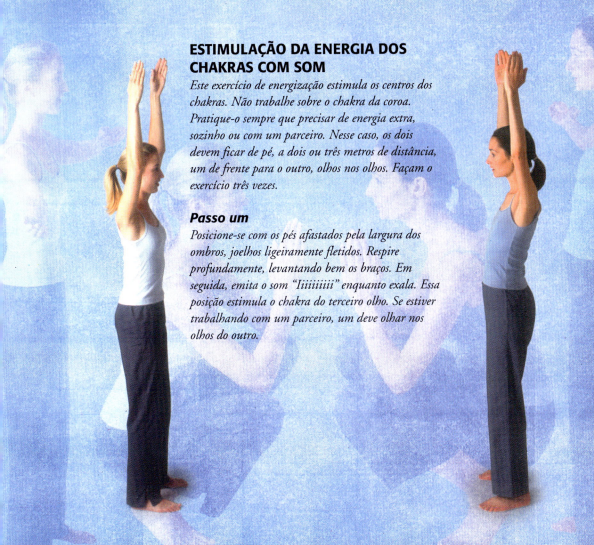

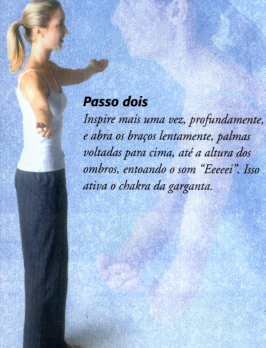
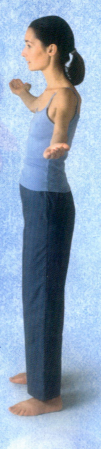

Passo dois

Inspire mais uma vez, profundamente, e abra os braços lentamente, palmas voltadas para cima, até a altura dos ombros, entoando o som "Eeeeei". Isso ativa o chakra da garganta.

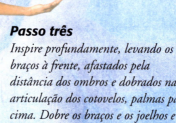
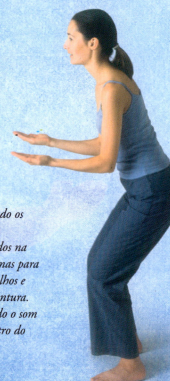

Passo três

Inspire profundamente, levando os braços à frente, afastados pela distância dos ombros e dobrados na articulação dos cotovelos, palmas para cima. Dobre os braços e os joelhos e incline-se ligeiramente pela cintura. Em seguida, expire produzindo o som "Aaaaaa". Isso estimula o centro do coração.

Passo quatro

Ainda inalando profundamente, curve-se para a frente a partir da cintura. Leve os braços para dentro, formando uma espécie de berço e dobrando os joelhos. Emita a vibração "Oooooou". Isso ativa o chakra do plexo solar.

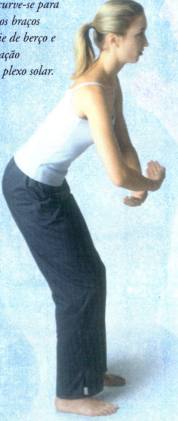
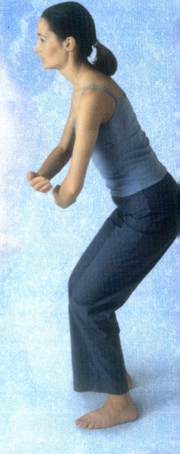

Passo cinco

Com nova inspiração profunda, agache-se. Junte as mãos em atitude de oração ou "namastê". Se estiver fazendo o exercício sozinho, coloque os polegares unidos na saliência entre os olhos, acima do nariz. Produza o som "Uuuuuuu". Essa posição estimula o chakra da raiz e o centro sexual (primeiro e segundo chakras). Repita toda a seqüência mais duas vezes.

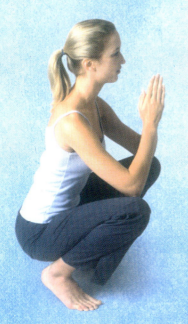

Diagrama dos chakras

O diagrama abaixo mostra as posições e as várias qualidades dos sete chakras principais do corpo, conforme são tratados neste livro. Eles são uma representação dos centros de energia vital e dos diferentes aspectos da psique humana: nossos eus físico, emocional, mental e espiritual.

Os chakras se assemelham a rodas ou vórtices em constante movimento espiralado, mas podem ficar bloqueados ou girar na direção contrária. As posições básicas das mãos no Reiki acompanham a localização desses sete chakras principais.

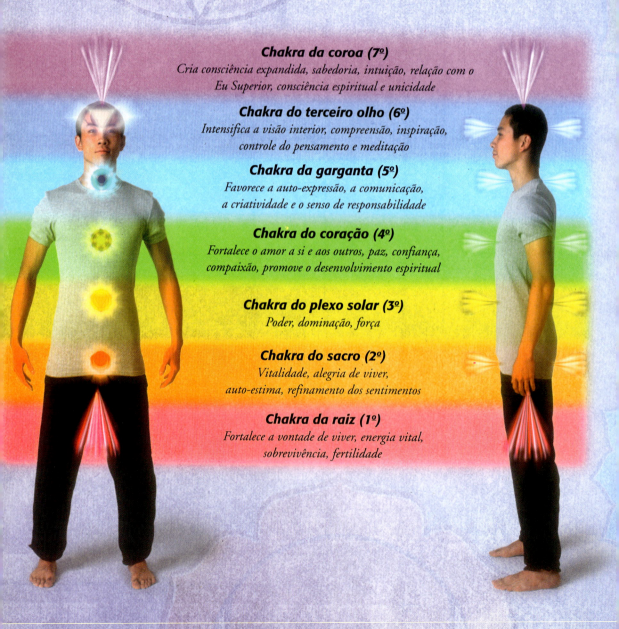

Chakra da coroa (7º)
Cria consciência expandida, sabedoria, intuição, relação com o Eu Superior, consciência espiritual e unicidade

Chakra do terceiro olho (6º)
Intensifica a visão interior, compreensão, inspiração, controle do pensamento e meditação

Chakra da garganta (5º)
Favorece a auto-expressão, a comunicação, a criatividade e o senso de responsabilidade

Chakra do coração (4º)
Fortalece o amor a si e aos outros, paz, confiança, compaixão, promove o desenvolvimento espiritual

Chakra do plexo solar (3º)
Poder, dominação, força

Chakra do sacro (2º)
Vitalidade, alegria de viver, auto-estima, refinamento dos sentimentos

Chakra da raiz (1º)
Fortalece a vontade de viver, energia vital, sobrevivência, fertilidade

COMO AS PARTES DO CORPO SE RELACIONAM COM O COMPORTAMENTO

Os nossos pensamentos e emoções tendem a moldar a nossa estrutura física e também a textura dos nossos tecidos. Sentimentos positivos mantêm o corpo elástico e flexível, enquanto emoções reprimidas retêm a energia e criam bloqueios energéticos no corpo. Estes podem tornar os tecidos tensos e rígidos. O corpo cria uma barreira protetora na forma e textura dos nossos tecidos. Relaxando a mente e entrando em contato com o eu interior por meio do Reiki e da meditação, podemos trabalhar para reduzir a rigidez no tecido físico, onde for mais necessário.

Rosto
Expressão das várias máscaras da personalidade; como encaramos o mundo

Nariz
O coração, sensação e olfato, resposta sexual, auto-reconhecimento

Boca
Sobrevivência, como lidamos com a segurança, capacidade de assimilar novas idéias

Plexo solar
Expressão de poder e questões de controle emocional; centro de poder da sabedoria

Abdômen
Sede das emoções, contém os sentimentos mais profundos, centro da sexualidade, sistema digestório

Genitais
Relação com o chakra da raiz, questões de sobrevivência, medo da vida

Joelhos
Expressão do medo da morte, medo da mudança

Testa
Expressão intelectual

Olhos
Miopia indica mais uma tendência a retrair-se; hipermetropia indica mais as janelas da alma que dão para fora

Mandíbula
Tensão, indicando bloqueio de comunicação; medo ou facilidade de expressão

Pescoço
Fusão de pensamentos e emoções, rigidez devida a expressões contidas

Peito
Questões de relacionamento, coração e emoções amorosas, respiração e circulação

Braços e mãos
Extensões do centro do coração, expressão do amor e da emoção

Coxa
Força pessoal, confiança nas próprias capacidades, medo de força inadequada

Pés
Expressão de solidez, relação com objetivos a serem alcançados, medo de concluir

Equilíbrio dos chakras com Reiki

É muito salutar revitalizar e equilibrar os centros de energia (os chakras) com Reiki. Em princípio, quase sempre há excesso de energia na cabeça e deficiência no tronco e nos membros. O chakra da coroa não precisa de energia a mais, e por isso não o tocamos durante uma sessão de equilíbrio dos chakras. Cada chakra reflete um aspecto do desenvolvimento pessoal. Se temos um bloqueio no fluxo de energia dos chakras, isso pode levar-nos a um desequilíbrio ou a um distúrbio físico. Os pontos de localização dos chakras aparecem no diagrama (ver pp. 32 e 6), que também descreve os órgãos correspondentes e as características dos chakras. Com a ajuda do Reiki, você pode harmonizar um excesso ou uma deficiência de energia nos chakras.

AUTOTRATAMENTO PARA EQUILIBRAR OS CHAKRAS

Esta forma de tratamento de Reiki tem o objetivo de ajudá-lo a revitalizar e equilibrar os seus chakras, de promover um fluxo livre da sua energia e de mantê-lo saudável.

Passo um

Coloque uma das mãos sobre a testa e a outra sobre o osso pubiano. Essa posição equilibra a energia da cabeça e das partes inferiores do corpo. Geralmente temos excesso de energia na cabeça e deficiência no baixo-ventre. Você terá um contato maior com a sua energia sexual. Mantenha a posição por 5 minutos.

Passo dois

Coloque uma das mãos sobre a garganta e a outra sobre o ventre, abaixo do umbigo. Esta posição equilibra as emoções e a vitalidade com a área da auto-expressão e da comunicação. Você se sentirá mais ligado com suas emoções e seus desejos e será capaz de expressá-los mais facilmente de forma criativa. Mantenha a posição por 5 minutos.

REIKI E MEDITAÇÃO: PARCEIROS NATURAIS **39**

Passo três

Coloque uma das mãos no meio do peito e a outra sobre o plexo solar. O coração simboliza o amor e a compaixão e o plexo solar representa a sua força e poder pessoal. Se esses centros estão equilibrados, decisões acertadas são tomadas com a ajuda do amor e da compreensão. Mantenha a posição por 5 minutos.

Passo quatro

Coloque uma das mãos sobre o umbigo, na área do chakra do sacro, e a outra na testa, junto ao terceiro olho. Esta posição relaxa profundamente e lhe dá condições de dissipar pensamentos e sentimentos. Mantenha por 5 minutos.

Passo cinco

Depois de equilibrar todos os chakras, movimente o corpo lentamente, mexa os dedos das mãos e dos pés e alongue o corpo todo. Volte à consciência normal.

Capítulo 2

O corpo e a mente influenciam-se profundamente. A doença física cria o stress emocional, enquanto os distúrbios emocionais contribuem para os sintomas de stress físico, como a insônia.

A busca de uma **relação mente-corpo** saudável

A mente exerce grande poder sobre o corpo, do que resulta que quase setenta por cento das doenças são criações mentais, ao passo que apenas trinta por cento têm origem efetivamente física. Elas se expressam por meio do corpo, mas a sua origem está na mente.

Desde a década de 1930, boa parte dos médicos tradicionais começou a reconhecer o nexo entre *stress* e doença e a entender que a mente e as emoções exercem funções importantes. Ainda nessa época, o Dr. Bach, um médico inglês, desenvolveu um método que consiste em usar essências florais para harmonizar conflitos no plano mental-espiritual. Com intuição e sensibilidade, ele pesquisou os efeitos curativos de certas flores. Ele conseguiu captar as freqüências de energia dessas flores e conservá-las em essência, desenvolvendo trinta e oito remédios que abrangem todos os estados mentais negativos. A ingestão da essência correta transforma o estado mental de negativo em positivo.

Atualmente, os praticantes holísticos oferecem uma ampla variedade de terapias, como Reiki, massagem terapêutica e acupuntura para restabelecer a saúde e o bem-estar emocional do paciente. Algumas práticas holísticas, como a hipnose e a cromopuntura, alegam detectar doenças antes mesmo que ocorram. A cromopuntura utiliza a fotografia Kirlian para fazer o diagnóstico da aura (ver p. 20) e mostrar onde uma doença irá manifestar-se — possivelmente, seis meses mais tarde.

REDUÇÃO DO *STRESS*

Muitas pessoas sofrem de *stress* e por isso quase não conseguem relaxar. Felizmente, várias técnicas oferecem estratégias muito eficazes para reduzir o *stress*, podendo-se mencionar entre elas a meditação, os exercícios de relaxamento, a hipnose e os exercícios físicos. A meditação diária é eficaz para ajudar as pessoas a relaxar, e com a prática regular os sintomas relacionados ao *stress* têm menor probabilidade de se manifestar. A meditação ativa também nos permite liberar tensões físicas, mentais e emocionais. Podemos ter acesso ao grande depósito de criatividade, conhecimento, orientação e inspiração do Eu Superior, que tem soluções para muitos dos nossos problemas. Podemos também usar o *Mental Healing* do Reiki (ver p. 124).

Amor
O coração sabe amar e, quando existe amor, há também relaxamento e saúde da mente e do corpo. O caráter japonês para amor serve de fundo ao texto desta página.

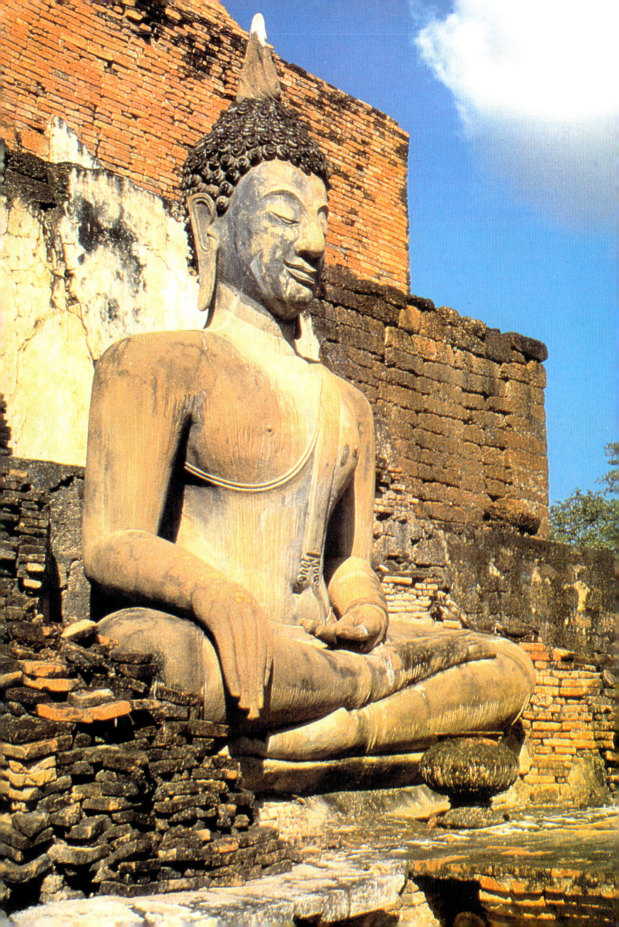

Tensão

Existem diferentes tipos de *stress* que podem afetar-nos. O mais comum talvez seja o *stress* psicológico. A reação do indivíduo ao *stress* baseia-se na sua percepção de alguma forma de ameaça ao seu bem-estar. Essa ameaça pode ser real ou imaginária, mas é sempre algo que é consciente ou inconscientemente percebido como tal. Algumas pessoas lidam melhor com o *stress* do que outras. As que conseguem isso têm menos sintomas físicos ligados ao *stress*, um sistema imunológico mais eficiente e menor probabilidade de adoecer.

"EUSTRESS"

Na nossa sociedade de mudanças rápidas, deparamos com situações com graus de exigência muito diferentes. Para permitir que uma pessoa funcione na sua melhor condição possível, o pesquisador Hans Selye sugere a existência de um nível ótimo de *stress* conhecido como "eustress". Ele afirma que uma certa quantidade de *stress* é necessária para manter uma boa saúde; mas se esse nível extrapola, a pessoa sente "distress" e disfunção. Alguns níveis de *stress* favorecem o desenvolvimento e nos ajudam a criar estratégias para lidar com situações novas e complexas.

Para lidar com o *stress*, as pessoas adquirem mecanismos de defesa e estratégias de enfrentamento. Por exemplo, algumas comem e bebem em excesso para aliviar a tensão; outras criam sintomas físicos ou tendem a contrair doenças infecciosas comuns, como bronquites e resfriados, que mostram que algo está se tornando muito pesado para elas. Outras ainda parecem refugiar-se na doença psicológica para evitar situações ambientais e psicológicas estressantes.

PREOCUPAÇÃO

Muito *stress* e tensão se acumula porque nos preocupamos com a doença. Temermos que as coisas aconteçam de modo diferente do que esperamos, ou antecipamos sempre o pior para cada situação. Preocupamo-nos com o futuro e nos sentimos culpados com relação ao passado, especialmente quando nos consideramos responsáveis pela forma como as coisas aconteceram. Impomos exigências e expectativas a nós mesmos e aos outros. Isso faz parte da nossa condição humana. Estamos constantemente tentando ser alguém ou alguma coisa que não somos, e isso cria pressão e tensão na nossa vida. Não estamos satisfeitos com nós mesmos como somos e essa ansiedade pode tornar-se física. Talvez queiramos ter uma aparência ou uma vida melhor, ser reconhecidos por nossas conquistas, ou mais emotivos, felizes ou contentes, mais poderosos, espiritualizados ou mais liberados. A lista poderia continuar indefinidamente. Na verdade, o objeto do nosso desejo é irrelevante. Tudo o que queremos como algo a realizar-se no futuro cria tensão entre o que somos agora e o que esperamos tornar-nos.

RECONHECIMENTO DO MEDO

Se tomamos consciência dos nossos medos e de sentimentos negativos, como solidão, desmerecimento ou desesperança, precisamos reconhecê-los antes de eliminá-los. Esse processo extrai a substância de todo sentimento de ansiedade ou medo. Voltamos para o momento presente e podemos recomeçar do ponto onde nos encontramos agora.

IMAGINAÇÃO HUMANA

Outras formas de vida, como os peixes ou as árvores, não sofrem de *stress* como o conhecemos porque eles não têm imaginação. Somente os homens têm a capacidade de imaginar: podemos projetar para o futuro e imaginar o que faremos amanhã. Essa imaginação é nossa para ser usada criativa e construtivamente, mas ela também pode se tornar destrutiva quando nos imaginamos como alguma coisa que não somos.

TRATAMENTO RÁPIDO DE REIKI PARA ALIVIAR O *STRESS*

Este tratamento revigora o corpo, a mente e as emoções, sendo muito eficaz depois do almoço ou no fim da tarde, quando a sua energia pode estar esgotada. Deite-se ou sente-se confortavelmente e relaxe. Tape os olhos com uma venda ou com uma almofadinha recheada com algum tipo de grão (para criar uma leve pressão relaxante nos globos oculares). Mantenha cada posição de três a cinco minutos, totalizando quinze minutos.

Passo um
Em cada exalação, elimine junto com o ar pensamentos e tensões do corpo. Repita duas vezes.

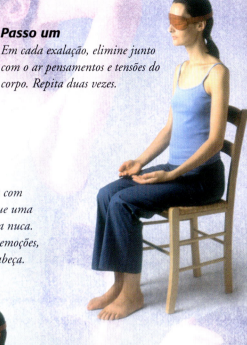

Passo dois
Se estiver deitado, envolva a nuca com ambas as mãos. Se sentado, coloque uma das mãos sobre a testa e a outra na nuca. Esta posição acalma a mente e as emoções, solta as tensões e alivia dores de cabeça.

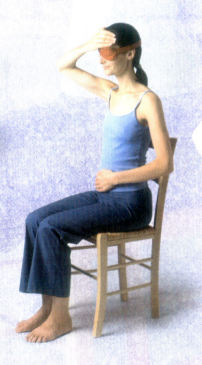

Passo três
Posicione uma das mãos sobre o umbigo e mantenha a outra na testa. Esta posição acalma a mente e favorece a concentração. Age sobre os intestinos e o plexo solar.

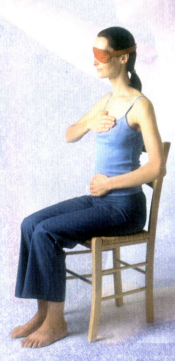

Passo quatro
Mantenha uma das mãos sobre o umbigo e a outra no meio do peito. Esta posição equilibra a energia do centro do coração e do chakra do sacro.

Relaxamento

Só conseguimos soltar as tensões quando estamos bem com nós mesmos e nos aceitamos como somos. Viver no momento presente é fundamentalmente eliminar a tensão da nossa vida.

O relaxamento acontece quando você deixa de viver no futuro ou no passado e passa a viver no presente. É um estado em que a sua energia não se movimenta para nenhum lugar, mas simplesmente está com você. Não existe outro momento, nada a esperar, nada a pedir, nada a querer. Relaxamento é uma transformação da sua energia. Normalmente, sua energia é motivada, está em movimento, dirigindo-se a um objetivo em algum outro lugar. Essa dimensão pertence à atividade orientada para o objetivo, pela qual tudo é um meio para alcançar um fim. Seja do modo que for, você precisa alcançar a meta; o relaxamento virá depois. Esse tipo de energia pode dominar a sua vida, sempre mudando para alguma outra coisa que você precisa obter. O objetivo está sempre no horizonte. Você vive correndo, mas a distância até o objetivo permanece inalterada.

ENERGIA LIVRE DE MOTIVAÇÕES

Entretanto, existe outra dimensão para a energia, uma dimensão sem motivações. A meta está no presente, aqui e agora. Não há nada a realizar a não ser este momento. Quando a meta não está no futuro, não há nada a alcançar. Esse momento é celebração, é relaxamento. E nesse momento um transbordamento de energia, uma resposta ou uma ação espontânea acontece. Podemos agir e ainda assim permanecer relaxados. Mas como podemos chegar a esse estado?

As técnicas de relaxamento e as práticas de meditação são os melhores recursos para um enfoque preventivo à saúde e ao bem-estar. O relaxamento é complexo, e o melhor lugar por onde começá-lo é o corpo. Procure fazer diariamente algumas coisas de modo mais solto. Reduza o ritmo de cada processo, de cada movimento, para levar mais consciência ao corpo físico. Se você tentar caminhar lentamente, uma nova qualidade de atenção começa a acontecer.

Preste atenção ao corpo e veja se você está com tensões no pescoço ou nos ombros, e então relaxe essas partes conscientemente. Apenas ponha a atenção nessas áreas e diga-lhes com amor, "Relaxem". O segundo passo é relaxar a mente. Se você consegue relaxar o corpo, em pouco tempo será capaz de relaxar também a mente. O terceiro passo é relaxar o coração. Esse reino dos sentimentos e das emoções é ainda mais sutil. Mas nesse ponto você já está confiante e pode acreditar em si mesmo. Você já aprendeu a relaxar o corpo e a mente. O coração relaxará automaticamente.

EXERCÍCIO DO DIÁLOGO COM O CORPO

Este exercício ajudá-lo-á a entrar em contato com o corpo para liberar as tensões com mais facilidade e consciência. Você aceita o seu corpo como um amigo e o compreende melhor. Faça o exercício uma ou duas vezes por dia, 5 ou 10 minutos, ou mais.

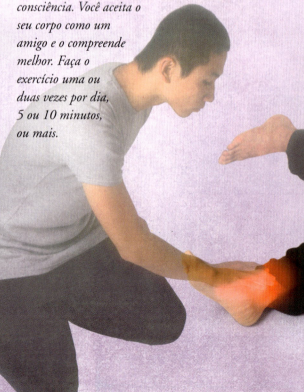

A BUSCA DE UMA RELAÇÃO MENTE-CORPO SAUDÁVEL   45

Passo um
Deite-se ou sente-se numa posição relaxada e feche os olhos. Leve a atenção para dentro do corpo e procure possíveis tensões, desde os dedos dos pés até a cabeça.

Passo dois
Se sentir alguma tensão em algum lugar, fale com essa parte do corpo como se estivesse falando com um amigo. Crie um diálogo entre você e o seu corpo. Faça algumas perguntas: "Como você está?", "Em que posso ajudá-lo?", "Posso eliminar alguma tensão ou dor por você?" Então espere uma resposta.

Passo três
Agradeça ao seu corpo o fato de ele lhe ser tão útil e estar sempre à sua disposição, trabalhando incansavelmente e mantendo-o em ação.

Passo quatro
Peça ao corpo que relaxe e diga-lhe que não há nada a temer. Diga-lhe que você está aí para cuidar dele. Aos poucos você aprenderá como fazer isso. Então o seu corpo relaxará.

Meditação *Gibberish* (Algaravia)

Esta meditação imita a tagarelice contínua da mente, numa linguagem confusa e incompreensível. Ela proporciona um relaxamento profundo à mente consciente, e por via de conseqüência também ao corpo e ao coração. O termo "*gibberish*" deriva do místico sufi Jabbar, que só falava usando uma linguagem desordenada e sem sentido. A mensagem de Jabbar era, "A sua mente não é outra coisa senão tagarelice caótica. Abandone-a e você sentirá o sabor do seu próprio ser". A mente sempre pensa em termos de palavras, por isso essa linguagem sem sentido ajuda a quebrar os padrões da verbalização contínua.

Use quaisquer palavras desconexas que quiser, ou qualquer "língua" — por exemplo, fale "chinês" se não conhece essa língua. Inicialmente, procure fazer essa meditação durante sete dias, pela manhã ou à noite, sozinho ou com outros. Sinta o efeito da meditação. Depois disso, faça-a quando sentir vontade ou necessidade.

PRIMEIRO ESTÁGIO *(15 minutos)*
Passo um
Sente-se ou fique de pé descansadamente, pés afastados pela largura dos ombros. Feche os olhos e comece a proferir palavras ou sons sem nenhum sentido. Cante, chore, grite, fale, sussurre, resmungue.

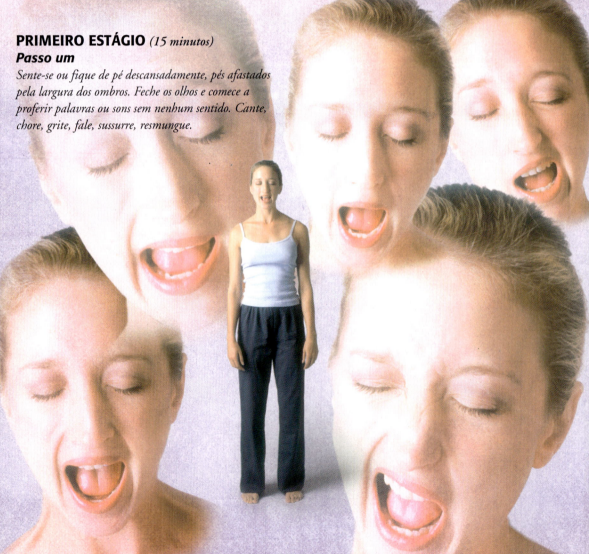

A BUSCA DE UMA RELAÇÃO MENTE-CORPO SAUDÁVEL 47

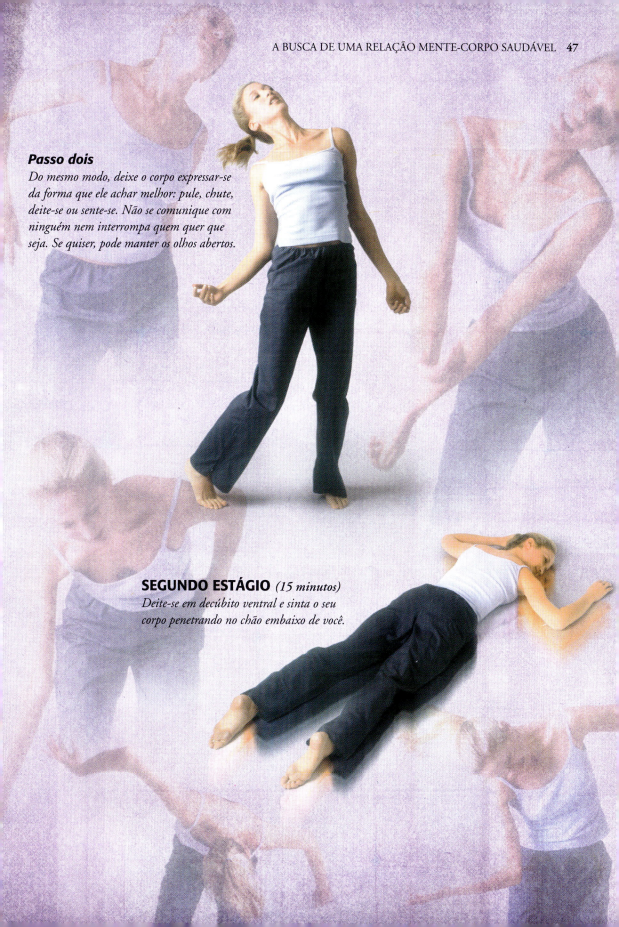

Passo dois
Do mesmo modo, deixe o corpo expressar-se da forma que ele achar melhor: pule, chute, deite-se ou sente-se. Não se comunique com ninguém nem interrompa quem quer que seja. Se quiser, pode manter os olhos abertos.

SEGUNDO ESTÁGIO *(15 minutos)*
Deite-se em decúbito ventral e sinta o seu corpo penetrando no chão embaixo de você.

O Coração da Serenidade

O coração é uma fonte natural de paz. Com esta meditação, você está simplesmente voltando à sua fonte pessoal de relaxamento, que está sempre aí. O estado de paz promove uma boa saúde. Esta técnica ajuda-o a tomar consciência de que o seu coração está cheio de paz. Depois de dar esses passos, relaxando o corpo, a mente e o coração, você será capaz de chegar ao núcleo mais íntimo do seu ser, que é o próprio centro da sua existência. Então, você conseguirá também relaxar. Esse relaxamento lhe traz alegria, aceitação, confiança, abandono e entrega.

Você pode fazer esta meditação sentado ou deitado — por exemplo, na cama ao acordar ou logo antes de dormir. Se sofrer de insônia, faça-a à noite para ter um sono profundo.

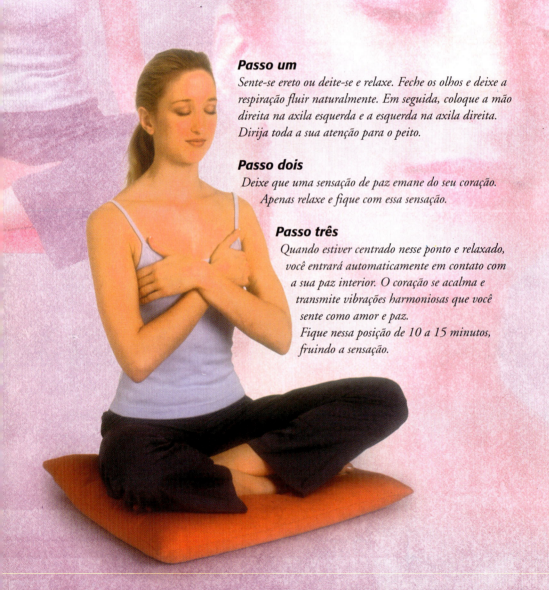

Passo um
Sente-se ereto ou deite-se e relaxe. Feche os olhos e deixe a respiração fluir naturalmente. Em seguida, coloque a mão direita na axila esquerda e a esquerda na axila direita. Dirija toda a sua atenção para o peito.

Passo dois
Deixe que uma sensação de paz emane do seu coração. Apenas relaxe e fique com essa sensação.

Passo três
Quando estiver centrado nesse ponto e relaxado, você entrará automaticamente em contato com a sua paz interior. O coração se acalma e transmite vibrações harmoniosas que você sente como amor e paz.
Fique nessa posição de 10 a 15 minutos, fruindo a sensação.

A Rosa Mística

Esta técnica purifica cada camada do corpo-mente e todas as emoções. Ela é uma purgação profunda de feridas e cicatrizes e pode levá-lo a entrar em contato com o seu ser interior. Em geral, é bom fazê-la em grupo, isto é, desde que não prefira praticá-la sozinho. A versão simplificada precisa de uma hora e meia e consiste de três passos, com duração de meia hora cada um. Faça a meditação diariamente por um mínimo de sete dias e um máximo de vinte e um. A versão completa, realizada durante vinte e um dias, é feita durante três horas diariamente e de preferência em grupo. Faça o passo um durante sete dias. Continue com o passo dois durante os sete dias seguintes. Termine com o passo três ao longo dos sete dias restantes. Nesta terceira etapa, sente-se durante quarenta e cinco minutos e, depois, dance durante vinte minutos. Em seguida, sente-se por quarenta e cinco minutos e dance novamente durante vinte minutos. Termine na posição sentada por cinqüenta minutos.

Passo um
Esta parte da meditação remove todas as coisas que o impedem de rir. Ela cria um novo espaço de relaxamento dentro de você.

O passo um consiste apenas em rir. Ria sem motivo nenhum; ria, simplesmente. No início, você terá de fazer isso deliberadamente, mas o riso forçado logo o estimulará a rir de fato. Depois de alguns minutos, o riso se tornará espontâneo. Talvez o riso provoque lágrimas. Se isso acontecer, continue rindo. Se conseguir, procure rir durante meia hora e em seguida continue com o passo dois.

Passo três
O terceiro passo consiste em sentar-se como o "observador na colina". Sente-se alerta e solto durante meia hora, observando a sua respiração entrando e saindo. Observe os pensamentos que surgem e deixe que se vão, sem julgamentos. (Ver também a Meditação Vipassana, pp. 96-7).

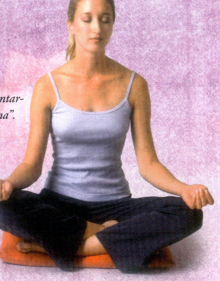

Passo dois
Agora chore. Simplesmente chore e sinta o que surgir, tristeza, desespero ou ansiedade. Tantas lágrimas foram reprimidas! Elas estão todas aí; agora chegou o momento de deixá-las correr e de soltar todos os sentimentos de tristeza que o invadem.

Alegria de viver

A alegria se manifesta quando o seu corpo, sua mente e seu coração trabalham juntos. A alegria é uma qualidade do coração. Ela nasce de um transbordamento de energia, amor, paz e harmonia. Ela contém prazer e felicidade, e no entanto é alguma coisa mais.

No Ocidente, tendemos a viver em nossa cabeça praticamente o tempo todo e usamos predominantemente o lado esquerdo do cérebro. Esse lado está ligado aos nossos processos de pensamento racional. Parece que esquecemos a linguagem do coração. Somente o coração sabe relaxar, deleitar-se, comemorar. O relaxamento chega por meio do coração porque o coração sabe amar, e quando há amor há relaxamento. O coração é a parte nossa mais vital e fundamental. Nesse sentido, a cabeça é superficial. O importante é usar tanto a cabeça quanto a mente lógica, mas não se deixar usar por elas.

Às vezes podemos envolver-nos em discussões sérias e tentar resolver problemas nossos e de outras pessoas. Se a mente tenta resolver cada problema que lhe é apresentado, ela só produzirá ansiedade e jamais conseguirá produzir bons resultados. Enquanto permanecermos na nossa cabeça, continuaremos em nossos problemas.

ABERTURA E EQUILÍBRIO DO CORAÇÃO COM REIKI

Este tratamento é muito relaxante, abre a energia do coração e alimenta substancialmente o chakra do coração. Permaneça em cada posição de 3 a 5 minutos. O tempo total do tratamento é de 15 a 25 minutos.

Passo um

Sente-se numa cadeira ou deite-se confortavelmente no chão, com os olhos fechados. Coloque as mãos levemente sobre as coxas. Respire profundamente e enquanto exala emita um pequeno suspiro com o som "Ahhh". Solte os ombros.

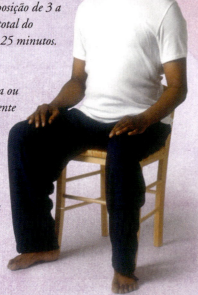

Passo dois

Coloque a mão direita na axila esquerda e a esquerda na axila direita. Concentre a atenção na região do peito entre as axilas e tome consciência de uma sensação de calma, relaxamento e paz que começa a se manifestar.

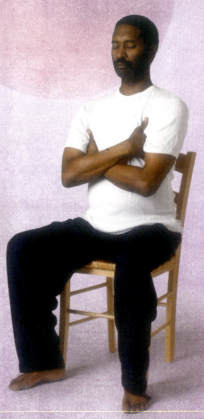

A BUSCA DE UMA RELAÇÃO MENTE-CORPO SAUDÁVEL **51**

Passo três

Continue sentado ou então deite-se de costas e relaxe ainda mais. Coloque as mãos sobre os ossos malares, cobrindo os olhos. A energia do Reiki ativa a produção de endorfinas, os "hormônios da felicidade" do corpo. Emita o som "Yaa-hum" e dirija a vibração do som para o coração. Faça isso de 3 a 5 minutos.

Passo quatro

Posicione as mãos sobre o peito ou sobre os seios, equilibrando as energias masculina e feminina, como também os lados direito e esquerdo do corpo.

Passo cinco

Posicione as mãos sobre o abdômen e o umbigo, uma acima da outra. Deixe a energia do Reiki expandir-se nessa região. Se estiver deitado e tiver problemas lombares, endireite os pés.

Reiki para restabelecer-se

Sempre que se sentir tenso, cansado ou preocupado, vale a pena reservar alguns minutos para relaxar e entrar em contato consigo mesmo. O Reiki pode ajudá-lo a relaxar o corpo e a mente e a livrar-se das tensões mais facilmente. Para fortalecer-se e sentir-se melhor, você pode aplicar-se este tratamento sentado numa cadeira (como mostram estas páginas) ou deitado. Mantenha cada posição durante três a cinco minutos. O tempo total para a realização de todos estes passos é de no máximo vinte e cinco minutos.

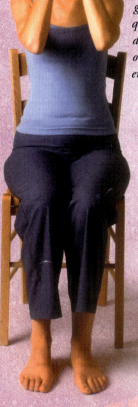

Passo um
Sente-se numa cadeira ou deite-se confortavelmente. Relaxe a respiração e posicione as mãos sobre os olhos, apoiando as palmas nos ossos malares. Esta posição equilibra as glândulas pituitária e pineal, que regulam os hormônios do corpo e influenciam o nosso estado emocional.

Passo dois
Agora posicione as mãos sobre os dois lados da cabeça, acima das orelhas, tocando as têmporas. Essa posição harmoniza ambos os lados do cérebro e tem um efeito relaxante e calmante sobre a mente consciente. Essa condição torna os pensamentos mais claros, ajuda a memória, intensifica a alegria de viver e alivia a depressão.

A BUSCA DE UMA RELAÇÃO MENTE-CORPO SAUDÁVEL   53

Passo três

Envolva a parte posterior da cabeça com as mãos em concha. Esta posição afeta a mente inconsciente e acalma emoções fortes como as de medo, preocupação, ansiedade e trauma. Ela transmite uma sensação de segurança e ajuda a aquietar e clarear o pensamento.

Passo quatro

Posicione as mãos nos lados direito e esquerdo da parte superior do peito, com as pontas dos dedos tocando-se. Esta posição ajuda-o a livrar-se de sentimentos negativos quando você se sente fraco ou deprimido. Também aumenta a sua capacidade de amar e de usufruir a vida.

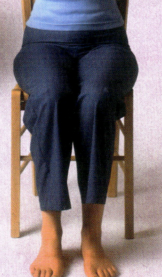

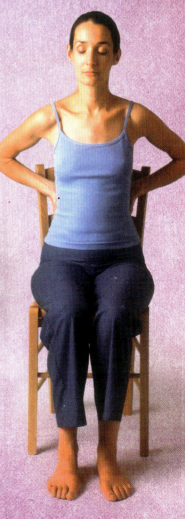

Passo cinco

Posicione as mãos na altura dos rins, com os dedos apontando para a espinha. Esta posição trata o sistema nervoso. Ela suaviza medos e choques e aumenta a confiança. Relaxando a porção intermediária das costas, soltamos o passado, o stress e a dor.

O Buda sorridente

Conta-se no Japão a história sobre um Buda sorridente chamado Hotei. Todo o seu ensinamento consistia em gargalhar, nada mais. Ele ia de vila em vila, punha-se no centro do mercado e começava a gargalhar, sendo esse todo o seu sermão e ministério. Esse gargalhar era contagiante. Vendo a sua grande barriga sacudindo e agitando-se de tanto rir, as pessoas também começavam a gargalhar. Então o riso se espalhava e verdadeiras ondas de gargalhadas inundavam toda a vila. Todos aguardavam ansiosos a chegada de Hotei à vila porque ele levava a todos alegria e celebração, sem nunca dizer uma palavra sequer. O riso era a sua única mensagem.

O riso é como um remédio, pois pode alterar a própria química do seu corpo. Ele afeta as ondas cerebrais e o pensamento. Cada boa risada relaxa tensões no corpo e chega à parte mais íntima do seu cérebro, e daí ao coração. A natureza nos favoreceu com alguns remédios muito eficazes, de modo que se conseguimos rir quando estamos doentes, nos restabelecemos rapidamente. O riso extrai energia do seu depósito interior e a faz emergir. Quando essa energia flui durante alguns momentos, você entra num estado de meditação, quando então os pensamentos cessam. Você fica possuído pelo riso. Não se consegue pensar e rir ao mesmo tempo.

Em alguns mosteiros zen, os monges começam e terminam o seu dia rindo. Durante o dia eles podem sentir o riso efervescer porque muitas coisas ridículas e divertidas acontecem com o passar das horas. O riso é proveitoso porque cria um distanciamento entre nós e os nossos problemas. O riso pode ajudá-lo a tornar-se mais desapegado e a ver a insignificância da vida.

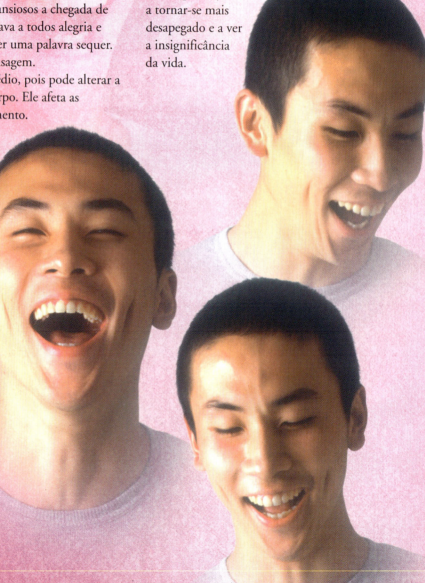

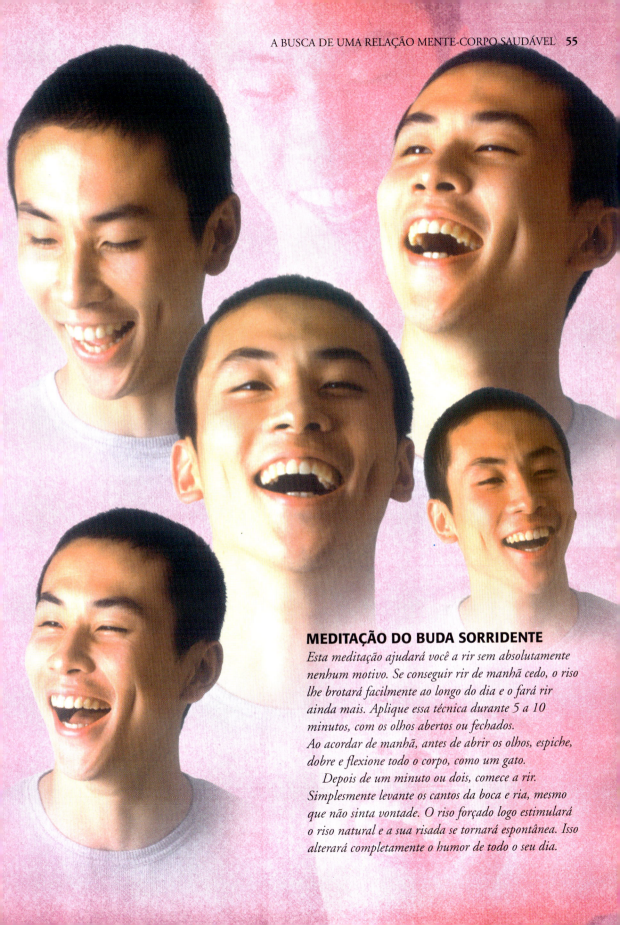

MEDITAÇÃO DO BUDA SORRIDENTE

Esta meditação ajudará você a rir sem absolutamente nenhum motivo. Se conseguir rir de manhã cedo, o riso lhe brotará facilmente ao longo do dia e o fará rir ainda mais. Aplique essa técnica durante 5 a 10 minutos, com os olhos abertos ou fechados.
Ao acordar de manhã, antes de abrir os olhos, espiche, dobre e flexione todo o corpo, como um gato.

Depois de um minuto ou dois, comece a rir. Simplesmente levante os cantos da boca e ria, mesmo que não sinta vontade. O riso forçado logo estimulará o riso natural e a sua risada se tornará espontânea. Isso alterará completamente o humor de todo o seu dia.

Capítulo 3

A cura sempre vem do coração e é um espaço amoroso e acolhedor que compartilhamos mutuamente.

Intuição e consciência:
ressoando juntos

A cura verdadeira acontece quando o doador e o receptor de um tratamento ressoam juntos. Para que isso aconteça, é necessário haver sintonia, estar no mesmo comprimento de onda. Por exemplo, se tomarmos dois sinos afinados no mesmo tom e tocarmos um deles, o segundo ressoará e vibrará com ele. A mesma coisa acontece entre duas pessoas. Se a pessoa que aplica o tratamento se mantiver em estado meditativo, em contato com o seu "ser interior", ela estará apoiada no seu centro. Desse ponto ela pode chegar ao "ser" do receptor; os dois seres então se encontram e ressoam juntos. A aplicação de um tratamento a partir desse centro interior nos possibilita perceber e aceitar toda doença, emoção e lesão que levamos dentro de nós. Para podermos curar uma doença ou lesão, precisamos expô-la, como expomos uma ferida ao sol; só assim podemos recuperar-nos e restabelecer-nos.

O REIKI APLICADO A PARTIR DE UM ESPAÇO RELAXADO

A prática da meditação levará você a um estado de maior relaxamento e o ajudará a entrar em contato com o seu centro. Um tratamento de Reiki aplicado a partir desse espaço interior de meditação desperta e reaviva a sua capacidade de curar. O seu Reiki então será mais profundo e intenso e, por sua vez, trará equilíbrio e harmonia ao seu corpo e aumentará o seu bem-estar.

ORIENTAÇÕES PARA O REIKI

O Reiki é uma forma não-forçada, serena e amorosa de transmitir energia de cura. A cura acontece quando enviamos essa energia a partir do coração. Antes de aplicar um Reiki, assuma uma atitude de silêncio interior meditativo durante alguns minutos para centrar-se e criar uma atmosfera amorosa que induza você e o receptor ao relaxamento. Como doador, mantenha-se em estado receptivo e ao iniciar a sessão lembre-se de que você está sendo usado como canal para a cura. À sua maneira, seja grato por isso. Durante o tratamento, mantenha-se alerta e presente. Fique disponível para que a energia flua através de você. Você não precisa ativar ou enviar energia conscientemente. Apenas esteja presente e viva o momento. Terminada a sessão, e se achar conveniente, analise com o receptor um ou outro aspecto que considerarem interessante.

Compreensão

O exercício da intuição e o cultivo da consciência levam à compreensão. O caráter japonês para compreensão está por trás do texto desta página.

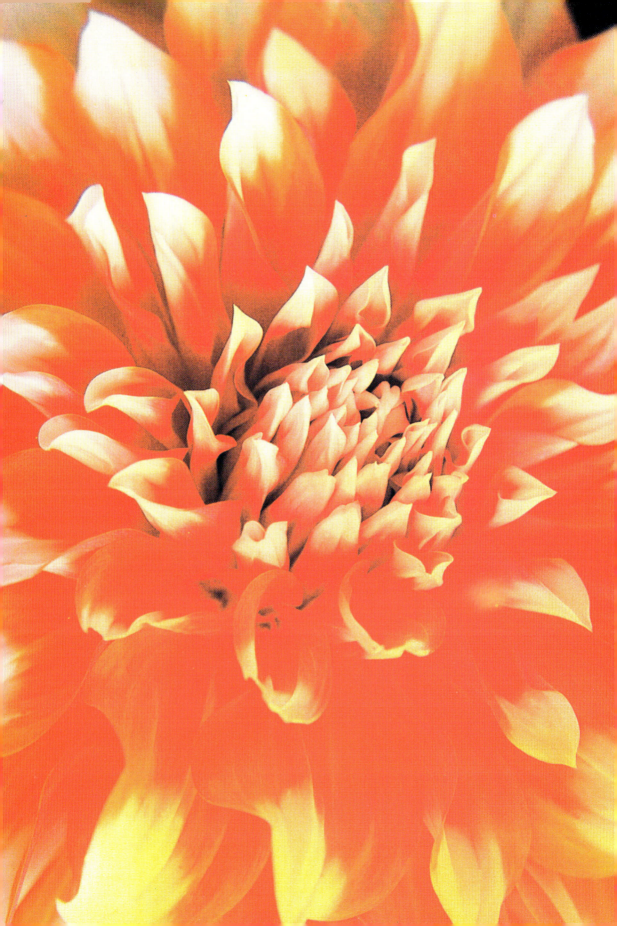

Posições de mãos básicas do Reiki

Antes da prática do Reiki intuitivo, as próximas seis páginas repassam as posições de mãos básicas aplicadas num tratamento completo, conforme são ensinadas no curso do Primeiro Grau. Mantenha cada posição de três a cinco minutos. Com o tempo e a experiência, você sentirá quando uma parte do corpo recebeu Reiki suficiente. Em alguns pontos, talvez você sinta calor ou frio. Mantenha as mãos nesses pontos até sentir que o fluxo de energia se normaliza.

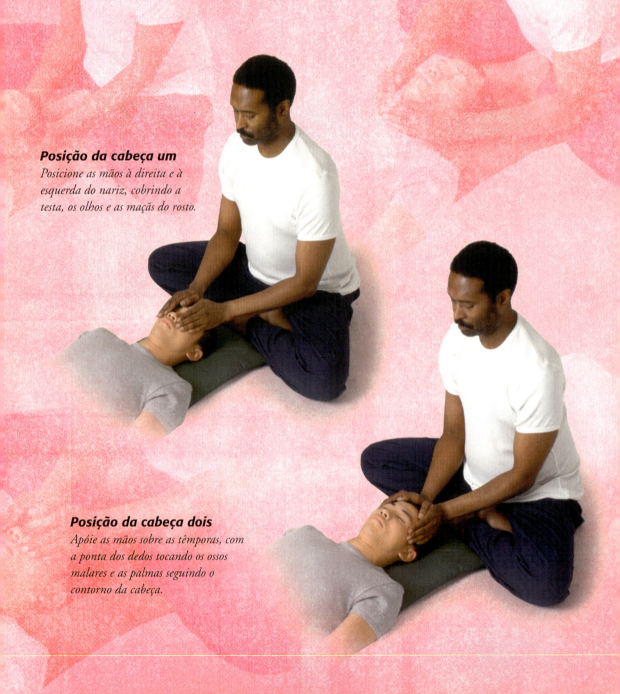

Posição da cabeça um
Posicione as mãos à direita e à esquerda do nariz, cobrindo a testa, os olhos e as maçãs do rosto.

Posição da cabeça dois
Apóie as mãos sobre as têmporas, com a ponta dos dedos tocando os ossos malares e as palmas seguindo o contorno da cabeça.

INTUIÇÃO E CONSCIÊNCIA: RESSOANDO JUNTOS 59

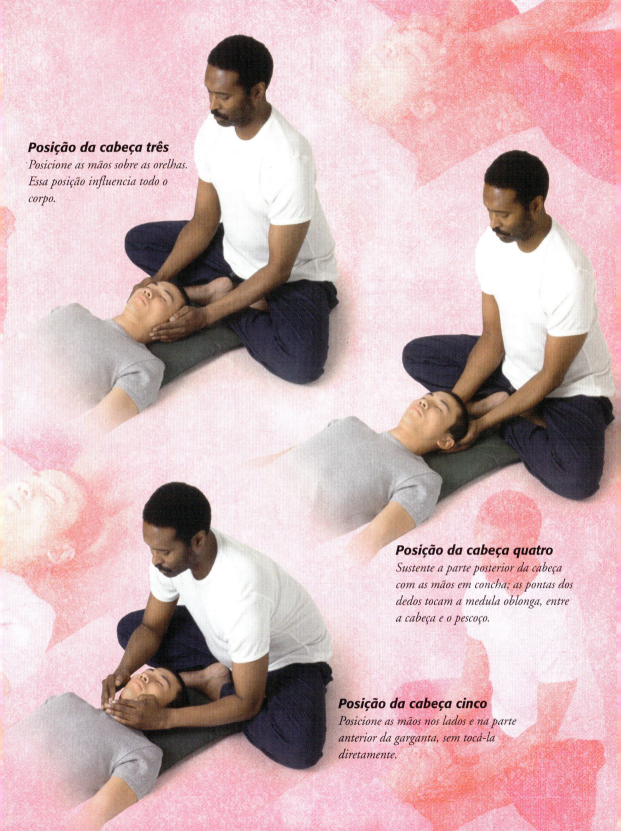

Posição da cabeça três
Posicione as mãos sobre as orelhas. Essa posição influencia todo o corpo.

Posição da cabeça quatro
Sustente a parte posterior da cabeça com as mãos em concha; as pontas dos dedos tocam a medula oblonga, entre a cabeça e o pescoço.

Posição da cabeça cinco
Posicione as mãos nos lados e na parte anterior da garganta, sem tocá-la diretamente.

Posição frontal um
Coloque uma das mãos sobre a glândula timo, embaixo da clavícula, e a outra sobre o esterno, formando um ângulo reto com a primeira no meio do peito (juntas, as mãos formam um T).

Posição frontal dois
Coloque uma das mãos sobre as costelas inferiores, no lado direito, na base do peito, e a outra logo abaixo, na linha da cintura.

Posição frontal três
Uma das mãos é posicionada sobre as costelas inferiores, no lado esquerdo, na base do peito, e a outra ao lado dela, abaixo, na linha da cintura.

Posição frontal quatro
Posicione uma das mãos acima e a outra abaixo do umbigo.

Posição frontal cinco (Posição em "V")
Para homens, coloque as mãos na área da virilha, sem tocar o membro masculino. Para mulheres, descanse ambas as mãos sobre o osso pubiano.

Posição dorsal um
Posicione ambas as mãos sobre os ombros, à direita e à esquerda da coluna, viradas na mesma direção.

Posição dorsal dois
Posicione as mãos sobre as omoplatas.

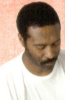

Posição dorsal três
Descanse as mãos sobre as costelas inferiores e logo acima dos rins.

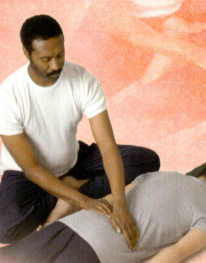

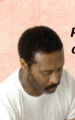

Posição dorsal cinco (A) ou Posição em T
Coloque uma das mãos sobre o sacro e a outra sobre o cóccix, em ângulo reto com a primeira, formando um T.

Posição dorsal quatro
Se as costas do receptor forem longas, coloque as mãos na região lombar (linha dos quadris).

INTUIÇÃO E CONSCIÊNCIA: RESSOANDO JUNTOS   63

Posição dorsal cinco (B) ou Posição em V
Coloque a ponta dos dedos de uma das mãos diretamente sobre o cóccix e a outra mão em sentido contrário, formando um V.

Posição da cavidade dos joelhos
Cubra a cavidade dos joelhos com as mãos.

Posição da sola dos pés (A)
Coloque as mãos sobre as solas dos pés; o ideal é que as pontas dos dedos das mãos cubram os dedos dos pés.

Posição da sola dos pés (B)
Posicione a polpa das palmas sobre os dedos dos pés; as pontas dos dedos das mãos tocam os calcanhares.

Orientações para a meditação

Podemos distinguir dois tipos de meditação, a ativa e a passiva, ou silenciosa. Há também quem prefira a visualização e a contemplação. As técnicas ativas geralmente contêm fases de atividade física e catarse para descarregar tensões presentes nos corpos físico e emocional.

O místico indiano Osho criou técnicas de meditação para o homem de hoje que são praticadas em todo o mundo. Muitas dessas técnicas são apresentadas neste livro — por exemplo, a Meditação Dinâmica (ver pp. 66-9). Elas são especialmente importantes para os ocidentais, porque o estilo de vida predominante no Ocidente é o ativo. As pessoas vivem na periferia do seu ser e identificam-se excessivamente com valores como prestígio, riqueza, poder e aparência física, todos valores externos ao indivíduo.

A sociedade ocidental orienta-se para o masculino e a energia é toda dirigida para fora. As expressões "Vá! Consiga! Faça!" resumem esse sentimento, e assim muitas pessoas perdem contato com o seu eu "divino". Recursos e valores interiores, como confiança, compaixão, amor, auto-estima e compreensão entre as pessoas precisam fazer de tudo para sobreviver.

Podemos acumular bens e aspirar a padrões de vida sempre mais elevados, mas mesmo assim somos tomados pela frustração porque não conseguimos encontrar a felicidade e a alegria de viver. Não conseguimos encontrar sentido para a vida e não sabemos quem somos ou por que estamos aqui. Só podemos encontrar as respostas a essas questões por nós mesmos, dentro de nós mesmos. Precisamos aprender a entrar em nosso ser mais íntimo e profundo; as técnicas de meditação são meios adequados para alcançar esse objetivo. Ao olhar para dentro de si mesmo, você se põe a caminho e se abre para o seu mundo interior, e então você pode começar a conhecer a si mesmo.

ASPECTOS MASCULINOS E FEMININOS

Para praticar a meditação, você precisa estar passivo, imóvel, pois a meditação é uma energia feminina. Toda pessoa tem aspectos masculinos e femininos dentro de si; o ideal é estar em contato com ambas as partes, em equilíbrio. Os três pontos principais na meditação, que devem estar presentes em cada técnica, são: estar atento ao corpo, observando-o relaxar aos poucos; manter um estado mental relaxado, sem controlar a mente, sem forçar a concentração; e observar tudo o que está acontecendo com uma atenção livre de tensões, sem julgar e avaliar.

A meditação é efeito do estado de ser feliz.
A meditação segue o homem feliz como uma sombra.
Vá ele aonde for, faça o que fizer,
ele está incessantemente em meditação.
Osho, The Everyday Meditator

UNIDADE ENTRE PESSOAS

No silêncio, deixamos de nos sentir separados uns dos outros. Vamos além da nossa personalidade e desenvolvemos a compaixão e a compreensão. Além disso, vemos as coisas de uma perspectiva mais elevada. Se as pessoas meditam juntas, cada meditação cria unidade entre todos os participantes. Tornamo-nos uma coisa só, e o sentimento doloroso de ser separado dissipa-se. As qualidades meditativas são essenciais para o desenvolvimento espiritual de toda a humanidade. Durante a meditação, procure manter-se jovial e paciente, sempre adotando uma atitude experimental. Não busque resultados imediatos; antes, explore e relaxe. Se percebe que uma determinada meditação lhe é mais apropriada do que outras, pratique-a por um mínimo de sete dias e um máximo de dois meses. Então avalie os efeitos que ela exerce sobre você e continue, ou adote outra técnica. Quando começa a meditar, o único esforço a fazer é o de se preparar e soltar as tensões do corpo. Escolha inicialmente uma técnica de meditação ativa, deixando para mais adiante a seleção de métodos silenciosos, por exemplo a Meditação Vipassana (ver pp. 96-7), que apenas recomendam que você se sente em estado meditativo.

Meditação Dinâmica

A meditação dinâmica tem por objetivo liberar as emoções e aumentar a consciência geral. Quando faz essa meditação, você se sente mais vivo, vigoroso e vibrante com energia. Esta técnica põe você em contato com o chakra da raiz e com o centro sexual. Ela consiste em cinco fases: respirar, explodir, saltar, imobilizar-se e comemorar. Durante esta meditação, esteja continuamente alerta, consciente, atento a tudo o que fizer. Os três primeiros estágios o preparam para a quietude do quarto estágio. O último estágio consiste em dançar em sinal de celebração e alegria.

É recomendável fazer esta meditação de manhã cedo, com o estômago vazio, mantendo os olhos fechados o tempo todo. Sua duração é de uma hora. Uma música especial a acompanha (ver p. 142).

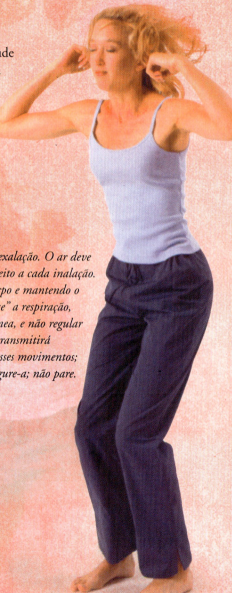

Passo um: Respire *(10 minutos)*
Respire rapidamente pelo nariz, concentrando-se na exalação. O ar deve penetrar profundamente os pulmões, expandindo o peito a cada inalação. Faça isso rápida e vigorosamente, sem tensionar o corpo e mantendo o pescoço e os ombros relaxados. Continue até "tornar-se" a respiração, literalmente. Deixe que a respiração se torne espontânea, e não regular ou previsível. Quando a energia começar a agir, ela transmitirá movimentos expressivos ao seu corpo. Não contenha esses movimentos; deixe-os acontecer. Sinta a energia acumulando-se; segure-a; não pare.

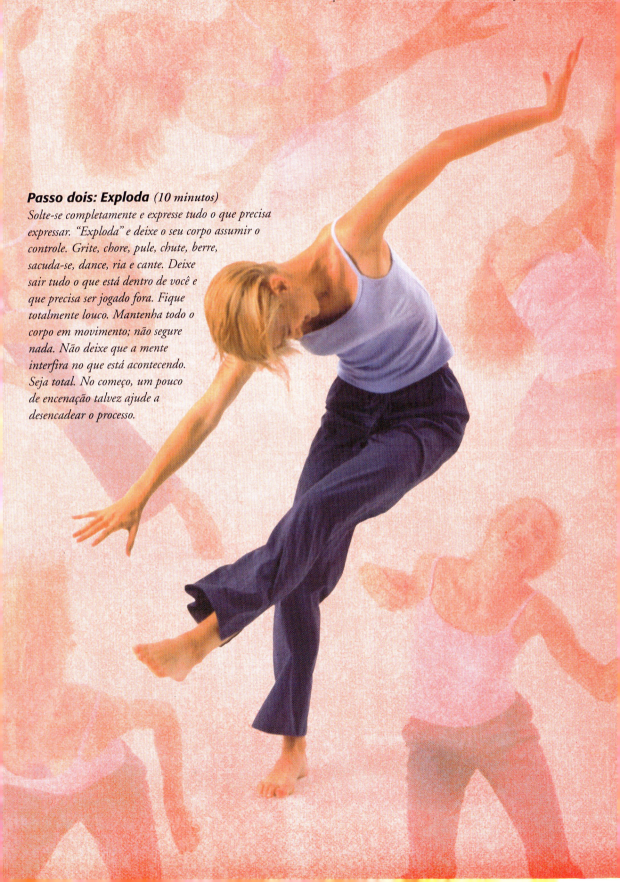

Passo dois: Exploda *(10 minutos)*
Solte-se completamente e expresse tudo o que precisa expressar. "Exploda" e deixe o seu corpo assumir o controle. Grite, chore, pule, chute, berre, sacuda-se, dance, ria e cante. Deixe sair tudo o que está dentro de você e que precisa ser jogado fora. Fique totalmente louco. Mantenha todo o corpo em movimento; não segure nada. Não deixe que a mente interfira no que está acontecendo. Seja total. No começo, um pouco de encenação talvez ajude a desencadear o processo.

Passo três: Salte *(10 minutos)*

Levante os braços o mais alto que puder, sem prender os cotovelos e mantendo os ombros e o pescoço relaxados. Salte no lugar onde você está, gritando "Hu, hu, hu" o mais profundamente possível, fazendo o som brotar do fundo das entranhas. Cada vez que os pés tocarem o chão, com a sola inteira, deixe que o som martele bem fundo dentro do centro sexual. Vá até a exaustão total.

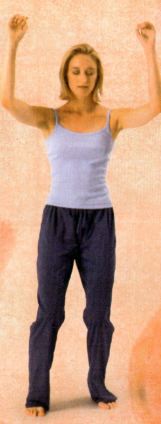

Passo quatro: Imobilize-se *(15 minutos)*

PARE totalmente de movimentar-se. Imobilize-se absolutamente no lugar e na posição em que estiver. Perca a consciência de si mesmo e não ajeite o corpo de modo nenhum. Uma tossida ou um movimento mínimo dissipará o fluxo de energia e o seu esforço será perdido. Seja testemunha de tudo o que está acontecendo com você.

INTUIÇÃO E CONSCIÊNCIA: RESSOANDO JUNTOS   69

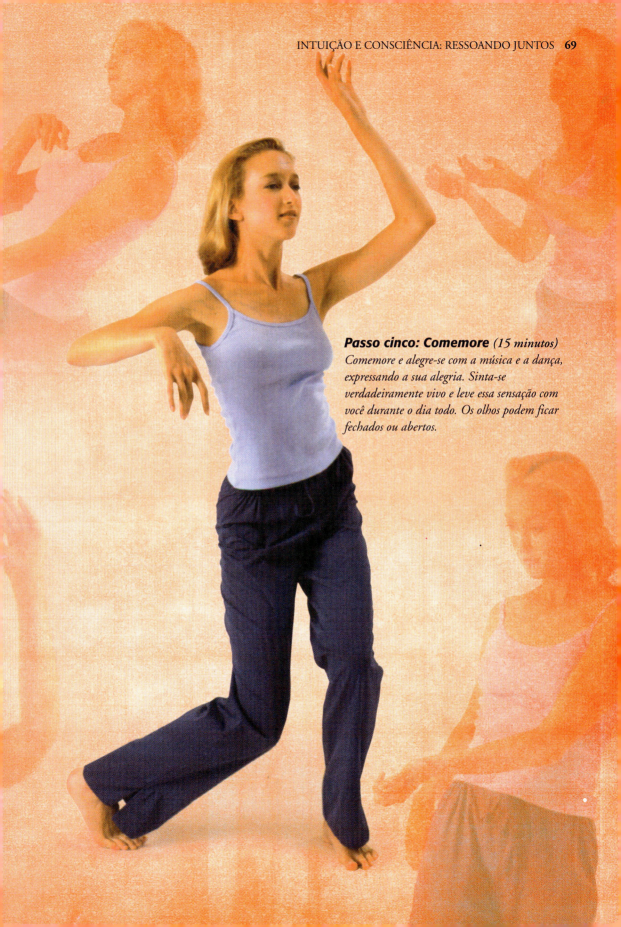

Passo cinco: Comemore *(15 minutos)*
Comemore e alegre-se com a música e a dança, expressando a sua alegria. Sinta-se verdadeiramente vivo e leve essa sensação com você durante o dia todo. Os olhos podem ficar fechados ou abertos.

Cura e equilíbrio emocional

Quando nos preocupamos e nos sentimos abalados emocionalmente, a tensão e a energia parecem acumular-se na cabeça. Para equilibrar essa energia e dirigi-la para outras partes do corpo, comece aplicando Reiki à cabeça. As posições de mãos descritas a seguir produzem o equilíbrio de emoções intensas, como as de medo, confusão, choque e preocupação. Aplique essas posições num receptor, permanecendo em torno de cinco minutos em cada uma. O tratamento completo dura sessenta minutos.

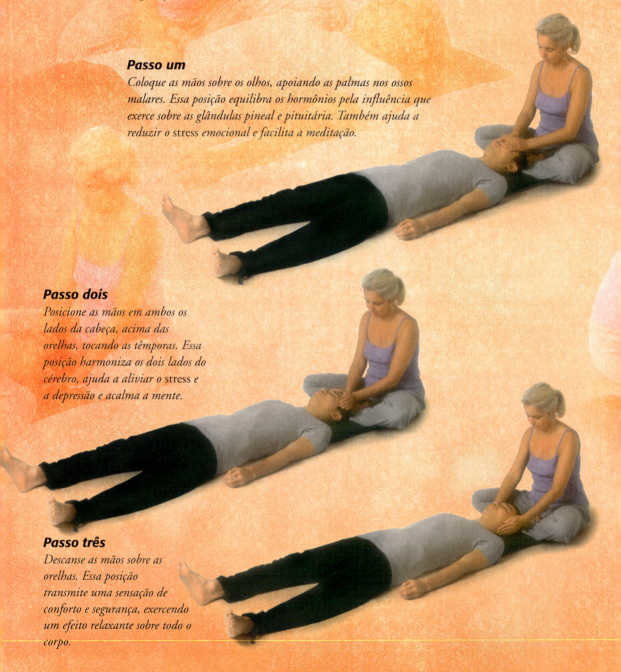

Passo um
Coloque as mãos sobre os olhos, apoiando as palmas nos ossos malares. Essa posição equilibra os hormônios pela influência que exerce sobre as glândulas pineal e pituitária. Também ajuda a reduzir o stress emocional e facilita a meditação.

Passo dois
Posicione as mãos em ambos os lados da cabeça, acima das orelhas, tocando as têmporas. Essa posição harmoniza os dois lados do cérebro, ajuda a aliviar o stress e a depressão e acalma a mente.

Passo três
Descanse as mãos sobre as orelhas. Essa posição transmite uma sensação de conforto e segurança, exercendo um efeito relaxante sobre todo o corpo.

INTUIÇÃO E CONSCIÊNCIA: RESSOANDO JUNTOS   71

Passo quatro
Envolva a parte posterior da cabeça com as mãos em concha, passando ao receptor uma sensação de segurança. Essa posição reduz o medo e a depressão e acalma a mente e as emoções.

Passo cinco
Fortalecemos o coração e aumentamos a capacidade de amar e desfrutar a vida usando a posição T ou posicionando as mãos no meio do peito. Com ela, revertemos um estado de fraqueza geral e depressão.

Passo seis
Coloque uma das mãos sobre o baixo-ventre, logo abaixo do umbigo, e a outra na testa. Essa posição relaxa profundamente o receptor e o ajuda a dissipar pensamentos e sentimentos.

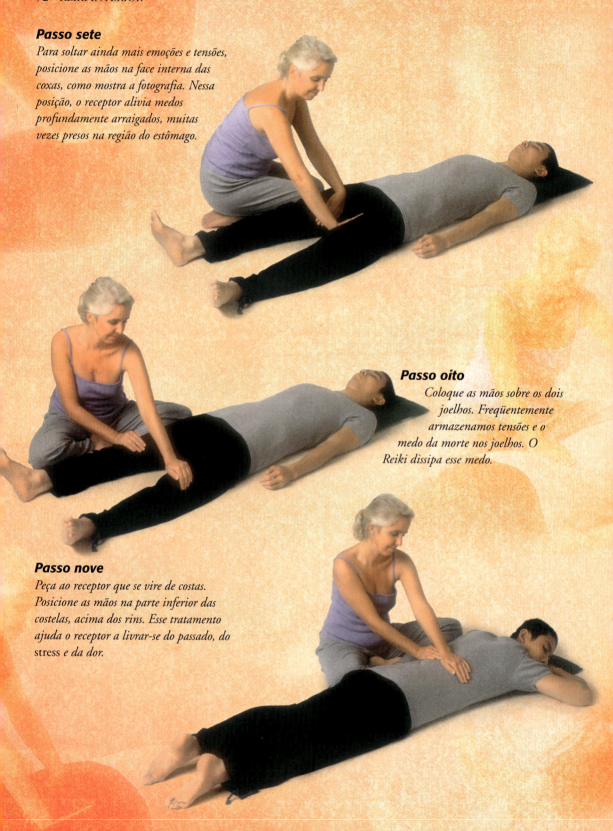

Passo sete
Para soltar ainda mais emoções e tensões, posicione as mãos na face interna das coxas, como mostra a fotografia. Nessa posição, o receptor alivia medos profundamente arraigados, muitas vezes presos na região do estômago.

Passo oito
Coloque as mãos sobre os dois joelhos. Freqüentemente armazenamos tensões e o medo da morte nos joelhos. O Reiki dissipa esse medo.

Passo nove
Peça ao receptor que se vire de costas. Posicione as mãos na parte inferior das costelas, acima dos rins. Esse tratamento ajuda o receptor a livrar-se do passado, do stress e da dor.

INTUIÇÃO E CONSCIÊNCIA: RESSOANDO JUNTOS   73

Passo dez

Em seguida, leve as mãos para as solas dos pés, de preferência com as pontas dos dedos encobrindo os artelhos. Ou então apóie a polpa das palmas sobre os artelhos, apontando as pontas dos dedos das mãos para os calcanhares. Essa posição é eficaz para fortalecer o chakra da raiz e estabilizar os demais chakras, além de outras regiões do corpo.

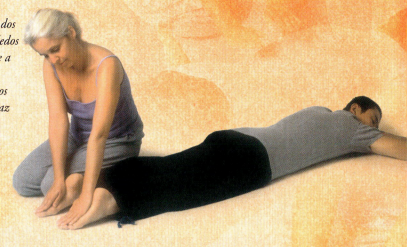

Passo onze

Coloque uma das mãos sobre a região lombar e a outra sobre a medula oblonga, entre a cabeça e o pescoço. Essa posição transmite uma sensação de segurança e desvelo.

Passo doze

Alise a aura da cabeça aos pés duas vezes e, em seguida, trace uma linha de energia da base da espinha até a cabeça.

Dedique alguns instantes para voltar ao estado de consciência normal, dando assim tempo para que também o receptor volte à realidade. Espreguice-se e movimente os dedos das mãos e dos pés. Você se sentirá mais conectado consigo mesmo, mais fortalecido e equilibrado.

Reiki intuitivo

Esta forma "expandida" de tratamento de Reiki possibilita-lhe, como doador, entrar em contato com a sua intuição. Para abrir-se à sua própria inspiração e sabedoria, para posicionar as mãos nos pontos aos quais elas mesmas "querem" ir e para desenvolver a confiança, este processo é uma experiência realmente estimulante. O Reiki intensifica a sua intuição e confiança. Você deixa as mãos deslocar-se sozinhas para os pontos que as atraem, quase sempre uma área tensa, sem energia, com desequilíbrio ou dor que precisa ser tratada.

MEDITAÇÃO PARA O REIKI INTUITIVO

O receptor deita-se sobre uma manta ou cobertor no chão ou numa mesa de tratamento. Tenha outra manta à mão. A sessão tem uma duração de 30 a 40 minutos. Não toque música entre os passos um e seis.

Passo um
Entre em contato com o seu centro, dissipe os pensamentos e solte tensões e emoções. A cada exalação, elimine com o ar um pouco mais de tensão.

Passo dois
Entre em sintonia com o seu coração. Com ambas as mãos, toque suavemente a cabeça do receptor acima das orelhas. Feche os olhos. Seja receptivo e abra-se para receber possíveis informações ou mensagens do receptor. Uma "mensagem" é a sensação que lhe diz que o corpo do receptor tem necessidade de ser tocado num certo ponto. Pode ser uma falta de energia, um desequilíbrio ou uma tensão que precisam ser liberados. As mensagens podem incluir uma representação visual, sons ou palavras que lhe dizem alguma coisa sobre o estado emocional do receptor.

Passo três
Use a intuição e espere até sentir-se levado a continuar.

INTUIÇÃO E CONSCIÊNCIA: RESSOANDO JUNTOS   75

Passo quatro

Em seguida, posicione-se junto aos pés do receptor. Segure os calcanhares com as mãos. Feche os olhos. Respire profundamente duas ou três vezes e conecte-se com o seu centro. Relaxe e abra-se para aceitar qualquer informação do corpo do receptor. Forme uma visão clara do ponto onde a pessoa quer ser tocada. Talvez você sinta formigamento nas mãos.

Passo cinco

Posicione-se na lateral do corpo do receptor, na altura da cintura. Com os olhos fechados, entre em sintonia e conecte-se com o receptor. Segure a mão dele e espere formar-se o contato entre vocês. Também espere que se manifeste o impulso de continuar com o passo seguinte.

Passo seis

Posicione as mãos sobre o corpo do receptor, no ponto para o qual você se sentir atraído. Use a sua inspiração e intuição para saber onde o corpo precisa de tratamento e prossiga. Esta etapa pode durar 30 minutos ou até mais. Se quiser, ponha alguma música relaxante. No fim do tratamento, segure os pés do receptor durante alguns minutos, cubra-o com uma manta e dedique algum tempo para voltar ao estado de consciência normal.

Meditação Kundalini

Esta meditação lhe possibilita aliviar as tensões físicas por meio da quietude interior. Ela consiste em quatro estágios de quinze minutos cada: chacoalhar, dançar, observar e silenciar. É recomendável fazê-la à tarde ou ao anoitecer, com uma música especial que a acompanha (ver p. 142).

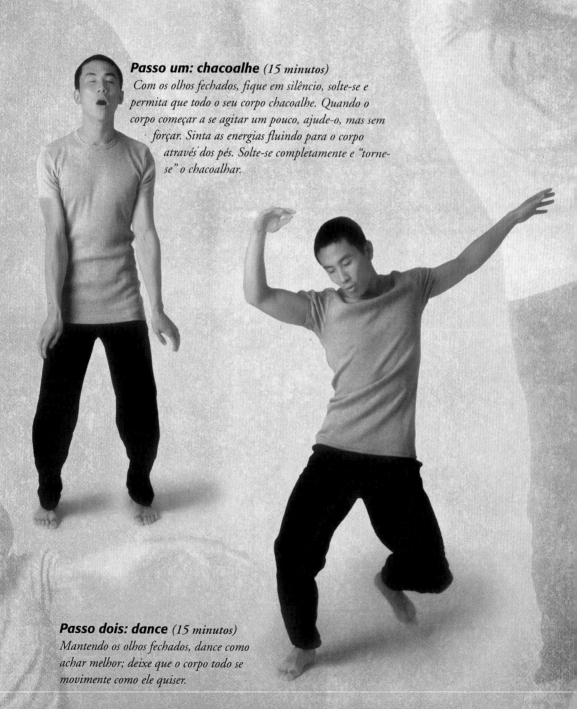

Passo um: chacoalhe *(15 minutos)*
Com os olhos fechados, fique em silêncio, solte-se e permita que todo o seu corpo chacoalhe. Quando o corpo começar a se agitar um pouco, ajude-o, mas sem forçar. Sinta as energias fluindo para o corpo através dos pés. Solte-se completamente e "torne-se" o chacoalhar.

Passo dois: dance *(15 minutos)*
Mantendo os olhos fechados, dance como achar melhor; deixe que o corpo todo se movimente como ele quiser.

INTUIÇÃO E CONSCIÊNCIA: RESSOANDO JUNTOS 77

Passo três: observe *(15 minutos)*
Ainda com os olhos fechados, fique em silêncio, sentado ou de pé. Observe tudo o que está acontecendo dentro e fora de você. Se preferir ficar sentado, apóie levemente as mãos abertas sobre as coxas, com as palmas voltadas para cima, ou descanse-as no colo.

*Esperar é meditação.
Esperar plenamente consciente.
E então ela chega...,
ela limpa, purifica
e transforma você.*
Osho, O Livro Orange

Passo quatro: fique em silêncio
(15 minutos)
Mantendo os olhos fechados, deite-se de costas e fique em silêncio.

Dissipando as preocupações com Reiki

Para deixar de se preocupar e relaxar a si mesmo ou seu paciente, aplique algumas posições básicas da cabeça (ver pp. 58-63). Elas ajudam a dispersar emoções negativas e a equilibrar a função das glândulas pituitária e pineal, responsáveis pelo equilíbrio hormonal. Há também um aumento na secreção das endorfinas, os assim chamados "hormônios da felicidade" do corpo.

Você pode aplicar este tratamento a si mesmo ou a um receptor. Mantenha cada posição por uns cinco minutos, ou mais.

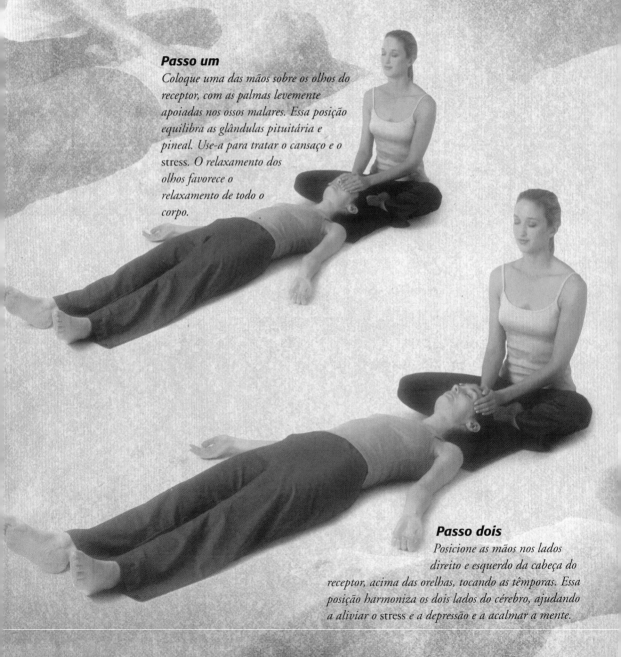

Passo um
Coloque uma das mãos sobre os olhos do receptor, com as palmas levemente apoiadas nos ossos malares. Essa posição equilibra as glândulas pituitária e pineal. Use-a para tratar o cansaço e o stress. O relaxamento dos olhos favorece o relaxamento de todo o corpo.

Passo dois
Posicione as mãos nos lados direito e esquerdo da cabeça do receptor, acima das orelhas, tocando as têmporas. Essa posição harmoniza os dois lados do cérebro, ajudando a aliviar o stress e a depressão e a acalmar a mente.

INTUIÇÃO E CONSCIÊNCIA: RESSOANDO JUNTOS **79**

Passo três
Sustente a parte posterior da cabeça com as mãos em concha. Aplique essa posição para acalmar emoções fortes, como medo e choque, e para tensões e dores de cabeça. Ela é muito eficaz também para combater a depressão e promover a lucidez mental. Tratando a parte posterior da cabeça, transmitimos ao receptor uma sensação de segurança.

Passo quatro
Desloque as mãos para a região do peito. Para mulheres (autotratamento): coloque as mãos diretamente sobre os seios. Essa posição equilibra os lados direito e esquerdo do corpo e harmoniza os lados masculino e feminino. Para homens (autotratamento): coloque as mãos perto uma da outra, de modo a cobrir todo o peito. Demore-se sobre o centro do coração e entre em contato com os seus sentimentos. Quando o receptor for mulher, é muito importante pedir-lhe permissão para aplicar essa posição e perguntar-lhe como ela se sente.

Passo cinco
Em seguida, coloque as mãos na área do plexo solar, entre os seios e a linha da cintura. Essa posição lhe dará força, alegria de viver e confiança.

Passo seis

Se estiver tratando um receptor, peça-lhe para virar-se. Aplique-lhe Reiki nos rins e nas glândulas supra-renais posicionando as mãos no meio das costas. À medida que você relaxa e alivia a pressão sobre as glândulas supra-renais, a produção de adrenalina diminui.

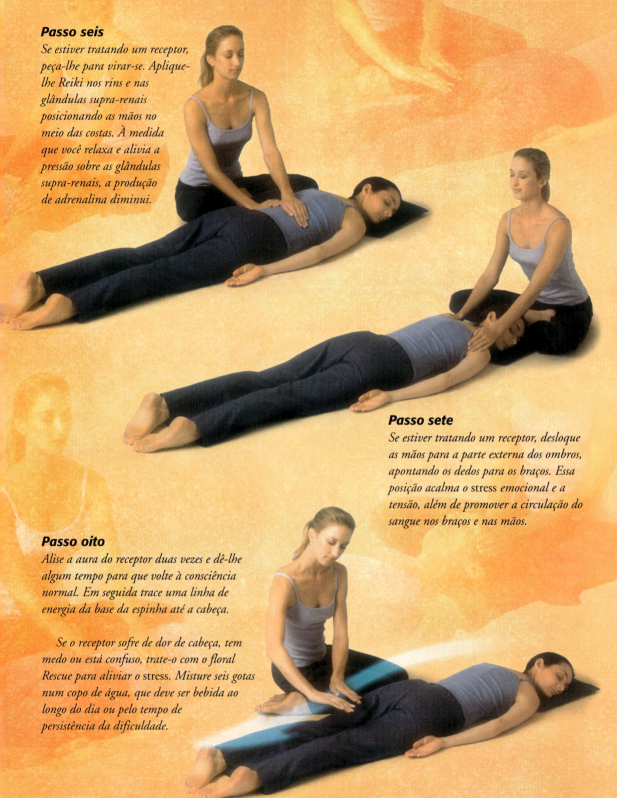

Passo sete

Se estiver tratando um receptor, desloque as mãos para a parte externa dos ombros, apontando os dedos para os braços. Essa posição acalma o stress emocional e a tensão, além de promover a circulação do sangue nos braços e nas mãos.

Passo oito

Alise a aura do receptor duas vezes e dê-lhe algum tempo para que volte à consciência normal. Em seguida trace uma linha de energia da base da espinha até a cabeça.

Se o receptor sofre de dor de cabeça, tem medo ou está confuso, trate-o com o floral Rescue para aliviar o stress. Misture seis gotas num copo de água, que deve ser bebida ao longo do dia ou pelo tempo de persistência da dificuldade.

Meditação da Oração

Esta meditação o põe em contato com as energias que o envolvem. É como se você fluísse com as energias da terra e do céu, em que Yin e Yang, feminino e masculino, se misturam. Esse confundir-se com a energia é oração, e ele muda você. É melhor fazer esta meditação à noite, num quarto escuro, e dormir logo em seguida.

Se a fizer pela manhã, ao terminar reserve uns quinze minutos para descansar.

A meditação inteira dura de vinte a trinta minutos. Uma música especial a acompanha (ver p. 142).

Passo um
Ajoelhe-se e erga ambas as mãos; as palmas e a cabeça ficam voltadas para o alto. Sinta a energia cósmica chegando a você; preencha-se com a energia do céu. Seja como uma folha à brisa, vibrando, enquanto a energia flui pelos seus braços. Deixe todo o seu corpo vibrar com energia.

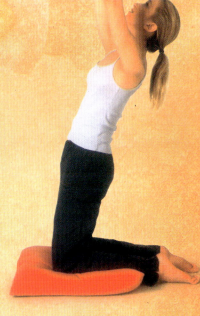

Passo dois
Quando se sentir totalmente inundado, em geral depois de 2 ou 3 minutos, incline-se para a frente, encostando a testa e apoiando as palmas no chão. Você se torna um veículo, possibilitando que a energia do céu se junte à da terra.

Repita o primeiro e segundo passos sete vezes, pelo menos; ou mais, se possível. Se praticar menos vezes, você se sentirá irrequieto e não conseguirá dormir. Todos os chakras ficarão desbloqueados.

Passo três
Vá para a cama nesse estado de oração. Essa energia o envolverá durante toda a noite e trabalhará dentro de você. Pela manhã, você se sentirá energizado e renovado.

Equilíbrio avançado dos chakras com Reiki

O Reiki aplicado com o objetivo de equilibrar os centros de energia (os chakras) é sumamente eficaz. Como as posições básicas do Reiki acompanham os sete chakras principais, numerados de um a sete, podemos integrar a harmonização dos chakras com o tratamento de Reiki. Podemos também tratar os centros de energia separadamente. Em geral, esse processo dura de quinze a vinte minutos.

Cada chakra reflete um aspecto do crescimento pessoal. Se o fluxo de energia do chakra está bloqueado, isso pode levar a um desequilíbrio e a um distúrbio mental, espiritual ou físico. Com a ajuda do Reiki, podemos harmonizar, ou equilibrar, um excesso ou uma deficiência de energia nos chakras.

Em princípio, quase sempre há muita energia na cabeça e pouca nas partes inferiores do corpo. O chakra da coroa (o sétimo) não precisa de nenhuma energia adicional; por isso não o tratamos ao aplicar esta técnica. Posicione as mãos nos dois chakras que precisam ser equilibrados até sentir a mesma energia em ambos. Você pode sentir uma diferença de temperatura entre os dois pontos, variando de quente a frio. Se isso acontecer, espere até sentir as duas mãos chegarem à mesma temperatura.

O tratamento dura quarenta minutos.

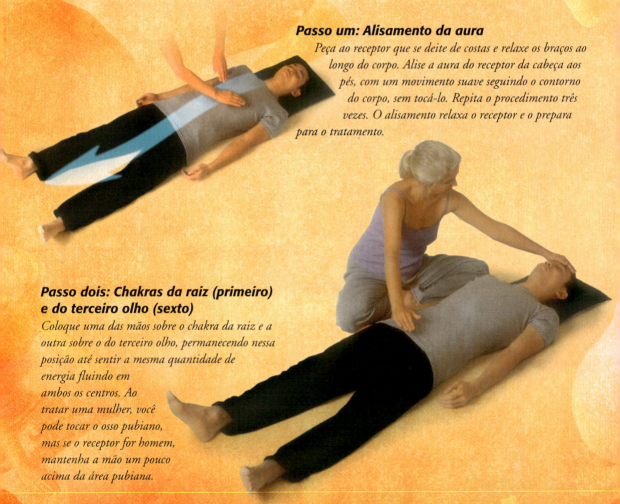

Passo um: Alisamento da aura
Peça ao receptor que se deite de costas e relaxe os braços ao longo do corpo. Alise a aura do receptor da cabeça aos pés, com um movimento suave seguindo o contorno do corpo, sem tocá-lo. Repita o procedimento três vezes. O alisamento relaxa o receptor e o prepara para o tratamento.

Passo dois: Chakras da raiz (primeiro) e do terceiro olho (sexto)
Coloque uma das mãos sobre o chakra da raiz e a outra sobre o do terceiro olho, permanecendo nessa posição até sentir a mesma quantidade de energia fluindo em ambos os centros. Ao tratar uma mulher, você pode tocar o osso pubiano, mas se o receptor for homem, mantenha a mão um pouco acima da área pubiana.

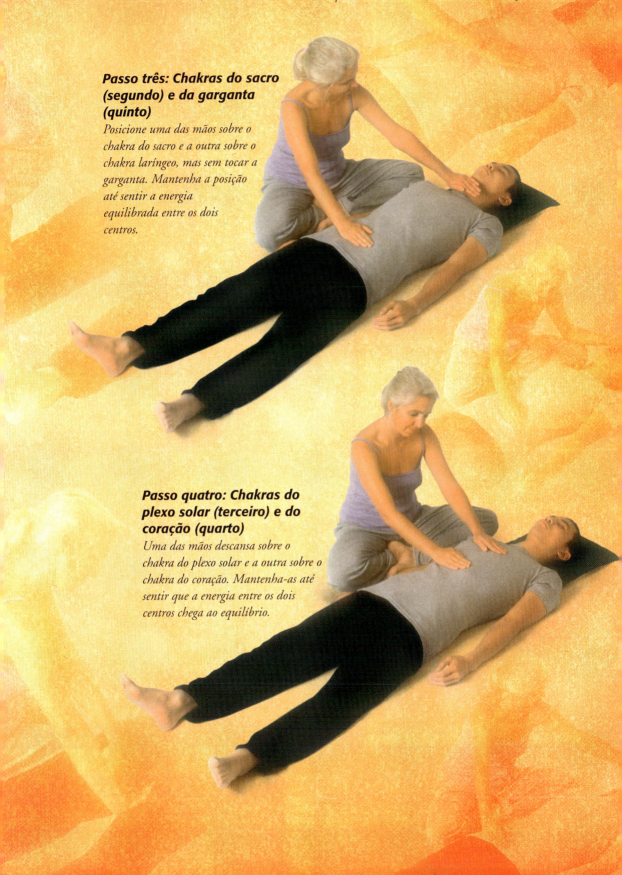

Passo três: Chakras do sacro (segundo) e da garganta (quinto)

Posicione uma das mãos sobre o chakra do sacro e a outra sobre o chakra laríngeo, mas sem tocar a garganta. Mantenha a posição até sentir a energia equilibrada entre os dois centros.

Passo quatro: Chakras do plexo solar (terceiro) e do coração (quarto)

Uma das mãos descansa sobre o chakra do plexo solar e a outra sobre o chakra do coração. Mantenha-as até sentir que a energia entre os dois centros chega ao equilíbrio.

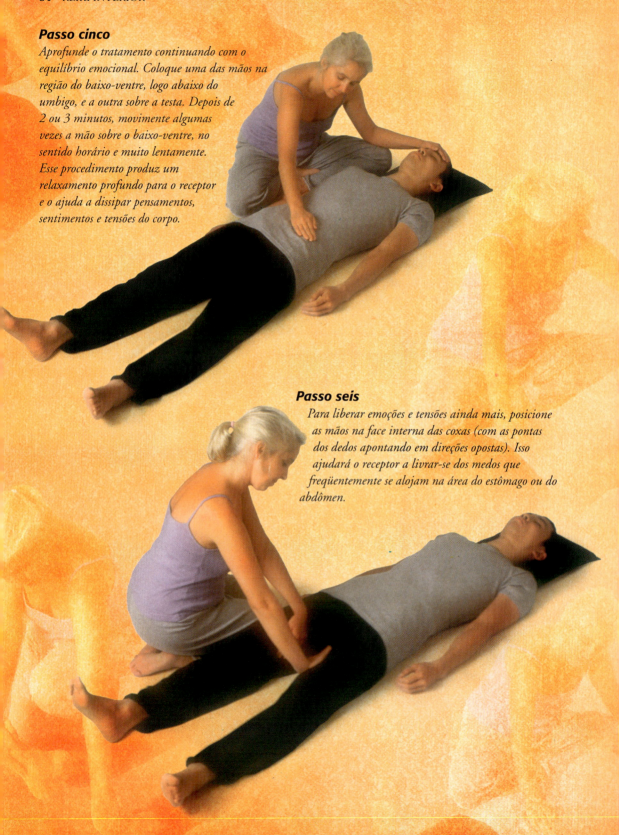

Passo cinco

Aprofunde o tratamento continuando com o equilíbrio emocional. Coloque uma das mãos na região do baixo-ventre, logo abaixo do umbigo, e a outra sobre a testa. Depois de 2 ou 3 minutos, movimente algumas vezes a mão sobre o baixo-ventre, no sentido horário e muito lentamente. Esse procedimento produz um relaxamento profundo para o receptor e o ajuda a dissipar pensamentos, sentimentos e tensões do corpo.

Passo seis

Para liberar emoções e tensões ainda mais, posicione as mãos na face interna das coxas (com as pontas dos dedos apontando em direções opostas). Isso ajudará o receptor a livrar-se dos medos que freqüentemente se alojam na área do estômago ou do abdômen.

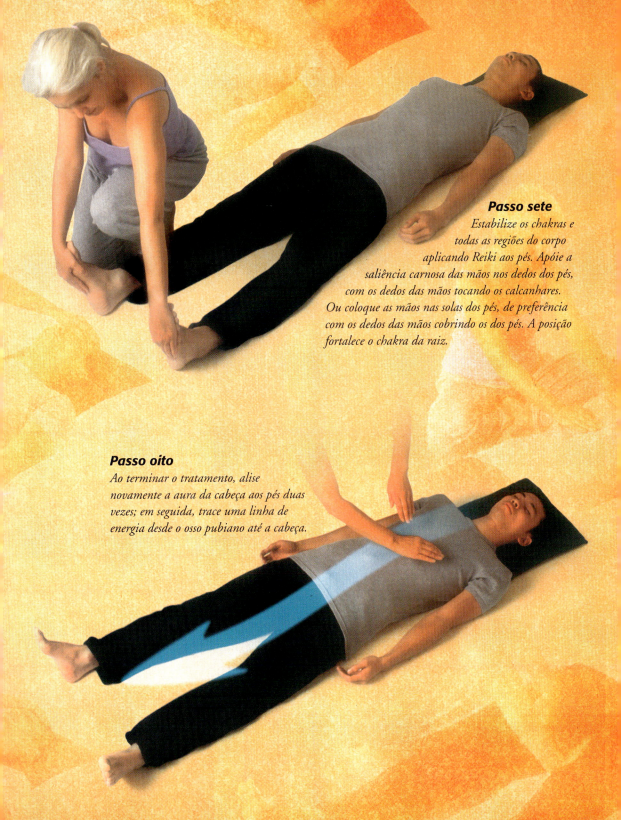

Passo sete
Estabilize os chakras e todas as regiões do corpo aplicando Reiki aos pés. Apóie a saliência carnosa das mãos nos dedos dos pés, com os dedos das mãos tocando os calcanhares. Ou coloque as mãos nas solas dos pés, de preferência com os dedos das mãos cobrindo os dos pés. A posição fortalece o chakra da raiz.

Passo oito
Ao terminar o tratamento, alise novamente a aura da cabeça aos pés duas vezes; em seguida, trace uma linha de energia desde o osso pubiano até a cabeça.

Técnica de respiração dos chakras

Esta meditação pode ajudá-lo a tomar consciência e a sentir a energia em cada chakra (ver também pp. 32 e 36).

Com uma respiração rápida e profunda e com movimento do corpo, abra os chakras e envie-lhes consciência e vitalidade. Enquanto respira, chacoalhe o corpo, estique e gire a pelve. Movimente as mãos como quiser, mas mantenha os pés firmes no mesmo lugar. Transforme os pés, os joelhos e os quadris em verdadeiras molas, tornando o movimento contínuo e solto.

A melhor hora para esta meditação é de manhã, em jejum, ou no final da tarde, antes do jantar. A meditação tem duração de uma hora e é feita de olhos fechados. Há uma música especial que a acompanha (ver p. 142).

Passo um
Posicione-se com os pés afastados pela distância correspondente à largura dos ombros. Relaxe. Feche os olhos, mas mantenha a boca ligeiramente aberta. Respire profunda e rapidamente pelo chakra da raiz, inalação e exalação num só segundo. Preste atenção à região pélvica, onde se localiza o primeiro chakra. Inspire num ritmo que lhe seja confortável e lhe permita tomar consciência das sensações produzidas pelo chakra. Respire pelo primeiro chakra durante um minuto e meio.

Passo dois
Em seguida, respire pelo chakra do sacro (o segundo). Respire num ritmo que seja agradável, sem forçar. Tome consciência das sensações que se formam nesse ponto e respire por ele durante um minuto e meio. Ao passar de um chakra para outro, a sua respiração se torna cada vez mais rápida e suave.

Passo três
Leve essa respiração rápida e profunda para o chakra do plexo solar (o terceiro). A sua respiração fica mais rápida e suave.

Passo quatro
Desloque-se agora para o chakra do coração (o quarto), mantendo uma respiração rápida e profunda, sempre mais rápida e suave.

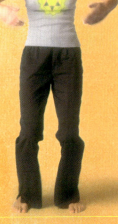

INTUIÇÃO E CONSCIÊNCIA: RESSOANDO JUNTOS   87

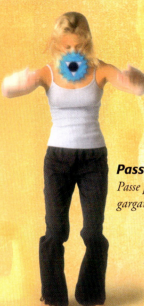

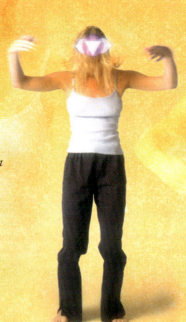

Passo cinco
Passe para o chakra da garganta (o quinto).

Passo seis
Continue e dedique-se ao chakra do terceiro olho (o sexto).

Passo sete
Prossiga e vá para o chakra da coroa (o sétimo). Nesse chakra, você deve estar respirando o dobro do que respirou no primeiro chakra. Inverta o processo, ponha a atenção em cada chakra e diminua a respiração. Deixe a energia fluir do chakra da coroa para o da raiz. Esse procedimento dura uns 2 minutos.

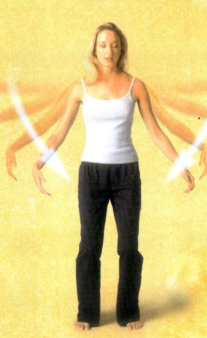

Passo oito
Permaneça em silêncio e em seguida movimente-se e alongue-se. Volte ao primeiro chakra e continue respirando, tornando a passar por todos os chakras. Repita esta técnica três vezes, num tempo aproximado de 45 minutos.

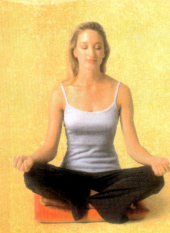

Passo nove
Depois da terceira seqüência de respirações para cima e para baixo, sente-se com os olhos fechados durante 15 minutos. Observe conscientemente tudo o que está acontecendo dentro de você.

Reiki para resfriados e gripes

Um resfriado ou uma gripe normalmente indica que ultrapassamos os nossos limites, que nos excedemos, e por isso o nosso sistema físico está estressado. Precisamos de uma pausa para ficar um pouco com nós mesmos; o corpo está exigindo a nossa atenção. O Reiki é o recurso ideal que nos dá energia e vigor nessas situações. Podemos abrandar as nossas dores e em geral acelerar o processo de cura.

Trate-se com Reiki todas as manhãs e noites durante uns trinta minutos. Aplique essas posições deitado na cama ou sentado numa cadeira.

Passo um
Comece tratando a cabeça com as posições da cabeça um, dois, três e quatro (ver também pp. 58-9). Essas posições reduzem a inflamação nos seios da face e no ouvido interno, mas todas as posições da cabeça são de grande eficácia quando você sente pressão e dores de cabeça.

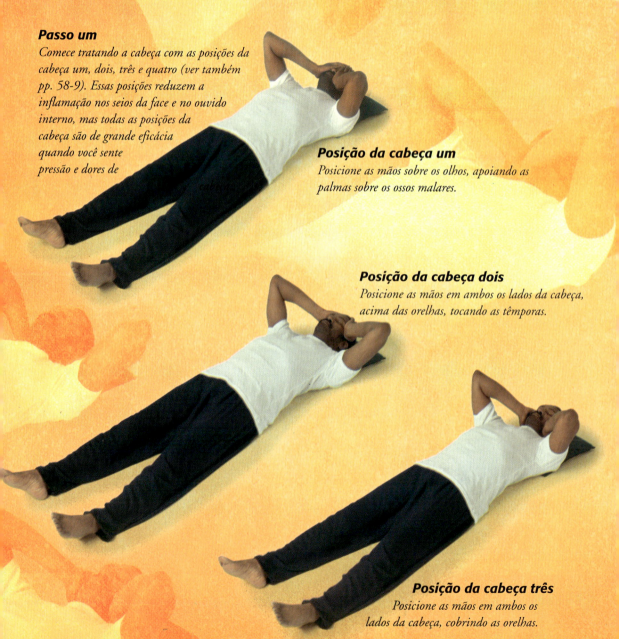

Posição da cabeça um
Posicione as mãos sobre os olhos, apoiando as palmas sobre os ossos malares.

Posição da cabeça dois
Posicione as mãos em ambos os lados da cabeça, acima das orelhas, tocando as têmporas.

Posição da cabeça três
Posicione as mãos em ambos os lados da cabeça, cobrindo as orelhas.

INTUIÇÃO E CONSCIÊNCIA: RESSOANDO JUNTOS   89

Posição da cabeça quatro
Posicione as mãos em concha envolvendo toda a região posterior da cabeça.

Passo dois
Em seguida, coloque as mãos em cada lado da garganta. Essa posição fortalece o sistema linfático com o tratamento dos nodos linfáticos e ajuda a aliviar inflamação da garganta.

Passo três
Esta posição estimula a glândula timo. Aplique-a para fortalecer os sistemas imunológico e linfático. Mantenha a posição por 10 minutos.

Posicione as mãos na frente do corpo, abaixo da clavícula, as pontas dos dedos tocando-se no meio, no alto do esterno.

Ao mesmo tempo, trate-se com algum floral de Bach (ver p. 40). Uma mistura de walnut, olive, crab apple, clematis, hornbeam e mustard fortalece e ajuda sua limpeza interna e cura. Misture três gotas de cada remédio num copo de água e beba ao longo do dia durante 5 a 10 dias.

Meditação Nadabrahma

Esta meditação tem um efeito calmante e curativo muito intenso. Ela é uma antiga técnica tibetana originalmente praticada pelos monges nas primeiras horas da manhã. Pode ser feita a qualquer hora do dia, só ou com outras pessoas. Se a praticar de manhã cedo, é recomendável permanecer imóvel durante quinze minutos antes de iniciar as atividades do dia.

A meditação consiste em três estágios e dura uma hora. Os primeiros dois estágios são acompanhados por uma música de meditação especial e muito relaxante (ver p. 142).

PRIMEIRO ESTÁGIO
(30 minutos)
Sente-se numa posição relaxada, com os olhos e a boca fechados. Comece a soltar o som "hum", de modo a ouvi-lo com facilidade e a criar uma vibração em todo o corpo. Imagine seu corpo oco por dentro, como um bambu, enchendo-se completamente com as vibrações do som "hum". Produza esse som na fase de exalação.

SEGUNDO ESTÁGIO
(15 minutos)
Duas etapas de 7 1/2 minutos cada.

Etapa um
Posicione as mãos diante do corpo, palmas para cima. Movimente as mãos em círculo de dentro para fora. As mãos se movimentam para a frente e separam-se para formar dois grandes círculos à direita e à esquerda. O movimento deve ser tão lento de modo a parecer que os braços estão imóveis.

Etapa dois
Depois de sete minutos e meio, vire as palmas para baixo e comece a movimentá-las no sentido contrário. As mãos se encontram perto do umbigo e novamente se separam em ambos os lados, formando dois grandes círculos. Sinta a energia entrando. Se quiser, movimente também o corpo, muito lentamente.

TERCEIRO ESTÁGIO
(15 minutos)
Sente-se ou deite-se de costas e permaneça absolutamente imóvel e calado.

Meditação Nadabrahma (aos pares)

Esta é uma variação da técnica anterior para ser feita aos pares, de preferência formados por pessoas de sexos opostos, para que as energias masculina e feminina possam interagir; mas pessoas do mesmo sexo formando pares também se beneficiam muito. A emissão conjunta do som "hum" fará com que as energias se encontrem, se misturem e se unam. Ilumine o ambiente com quatro pequenas velas e queime um incenso de sua preferência. Se possível, use sempre o mesmo incenso ao fazer esta meditação.

PRIMEIRO ESTÁGIO
Sentem-se face a face, um segurando a mão do outro, em cruz. Se quiserem, podem praticar despidos, cobertos apenas com um lençol. Fechem os olhos e emitam juntos o som "hum" durante trinta minutos. Sintam as energias misturando-se.

SEGUNDO ESTÁGIO
Etapa um
Posicionem as mãos diante do umbigo, com as palmas para cima, e comecem a movimentá-las de dentro para fora em dois círculos simétricos, para a direita e para a esquerda. Sintam como cada um de vocês está dando energia.

Etapa dois
Depois de sete minutos e meio, virem as palmas para baixo e façam o movimento na direção contrária. Posicionem as mãos diante do umbigo e separem-nas para os lados, traçando círculos de fora para dentro. Sintam como cada um está recebendo energia.

TERCEIRO ESTÁGIO
Sentem-se ou deitem-se de costas e permaneçam absolutamente quietos e em silêncio, um com uma perna sobre e outra embaixo da perna do outro. As mãos de um seguram as pernas do outro.

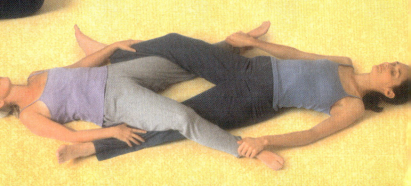

Reiki para restaurar a energia

A auto-aplicação de Reiki é sempre vivificante e recarrega as suas baterias. Se você se tratar diariamente, o efeito tonificador será ainda mais perceptível. Você se sentirá mais saudável, seu sistema imunológico será mais forte e você se mostrará e se sentirá mais vibrante. Faça esse tratamento sentado ou deitado. Mantenha cada posição durante três a cinco minutos, totalizando trinta minutos, no máximo.

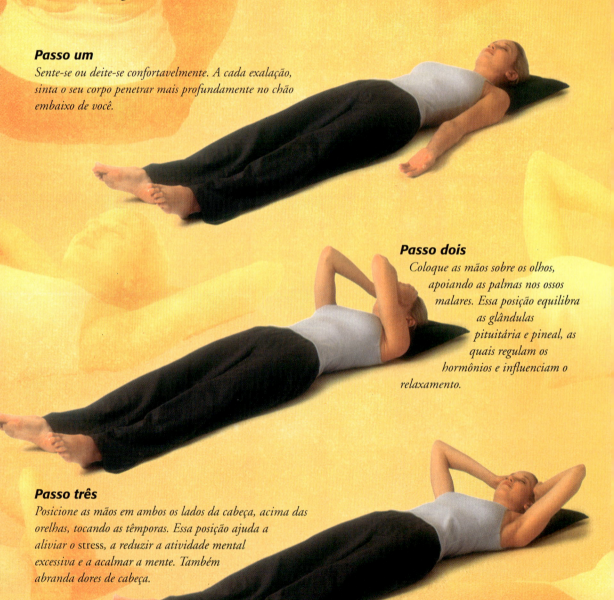

Passo um
Sente-se ou deite-se confortavelmente. A cada exalação, sinta o seu corpo penetrar mais profundamente no chão embaixo de você.

Passo dois
Coloque as mãos sobre os olhos, apoiando as palmas nos ossos malares. Essa posição equilibra as glândulas pituitária e pineal, as quais regulam os hormônios e influenciam o relaxamento.

Passo três
Posicione as mãos em ambos os lados da cabeça, acima das orelhas, tocando as têmporas. Essa posição ajuda a aliviar o stress, a reduzir a atividade mental excessiva e a acalmar a mente. Também abranda dores de cabeça.

INTUIÇÃO E CONSCIÊNCIA: RESSOANDO JUNTOS   93

Passo quatro
Envolva a nuca com as mãos em concha. Esta posição transmite uma sensação de segurança, alivia medos e depressão e acalma a mente e as emoções.

Passo cinco
Posicione as mãos nos lados direito e esquerdo da região superior do peito, logo abaixo da clavícula, os dedos tocando-se. Essa posição fortalece o sistema imunológico, regula a pressão cardíaca e sanguínea e estimula a circulação linfática. Também reduz a fraqueza geral e a força das emoções negativas.

Passo seis
Coloque as mãos sobre o plexo solar, entre a base da caixa torácica e a linha da cintura. Essa posição restabelece a energia, promove o relaxamento e diminui o medo e a frustração.

Passo sete
Posicione as mãos em torno da cintura, no nível dos rins, os dedos apontando para a coluna. Essa posição fortifica os rins, as glândulas supra-renais e os nervos. Também ajuda a desintoxicar o corpo, promove o relaxamento e robustece a auto-estima e a confiança em si.

Meditação da Luz Dourada

A técnica descrita a seguir trabalha com energias masculinas e femininas. A visualização da luz dourada purifica o corpo e o cumula de criatividade; essa é a energia masculina. A visualização da escuridão que chega aos poucos torna você receptivo, o acalma e tranqüiliza; essa é a energia feminina.

Faça esta meditação duas vezes por dia. A melhor hora é de manhã bem cedo, antes de se levantar da cama. Ao sair do sono, você está muito receptivo, pois a mente ainda não assumiu o controle. Comece quando se sentir totalmente desperto. A segunda melhor hora para praticá-la é à noite, antes de adormecer.

Não se preocupe se pegar no sono durante a meditação: o efeito permanecerá no subconsciente e continuará trabalhando no transcorrer da noite.

O tempo de duração desta meditação é de vinte minutos. Praticando-a durante três meses, você acumulará energia no chakra da raiz e no chakra do sacro, e desses centros ela fluirá para as partes superiores do corpo. Uma música especial acompanha esta técnica (ver p. 142).

Passo um
Deite-se de costas, olhos fechados. Durante a inalação, visualize uma luz forte entrando pelo chakra da coroa e inundando todo o seu corpo. Visualize o sol ou a lua nascendo logo acima da cabeça; deixe a luz dourada fluir pela cabeça. Você está oco como um bambu, e essa luz penetra cada vez mais fundo dentro de você, chega aos pés e sai pelos dedos.

Passo dois
Durante a exalação, visualize a escuridão entrando pelos dedos dos pés. Imagine um grande rio de águas escuras ou a escuridão da noite penetrando no seu corpo pelos dedos dos pés, subindo pelo corpo e saindo pela cabeça. Respire lentamente para ter tempo de visualizar. Fique com essa imagem. Repetindo: na inalação, a luz (energia masculina) entra pelo topo da cabeça; na exalação, a escuridão (energia feminina) inunda o corpo pelos dedos dos pés.

Meditação da Não-Mente

Para esta meditação, use uma língua que você não fale nem conheça (ver também Meditação Gibberish, pp. 46-7). Simplesmente expresse em palavras e sons sem nenhum sentido tudo o que lhe vier à cabeça. Com esta técnica, você se livra dos pensamentos sem reprimi-los.

Pratique esta meditação durante sete dias, de manhã cedo ou à noite antes de se deitar, sozinho ou em grupo. Sinta o efeito da meditação. Depois desse período, continue com a meditação se assim o desejar.

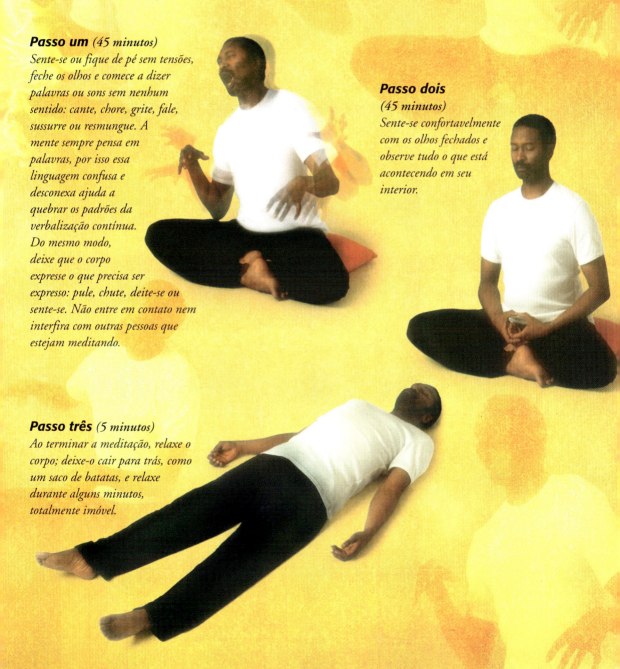

Passo um *(45 minutos)*
Sente-se ou fique de pé sem tensões, feche os olhos e comece a dizer palavras ou sons sem nenhum sentido: cante, chore, grite, fale, sussurre ou resmungue. A mente sempre pensa em palavras, por isso essa linguagem confusa e desconexa ajuda a quebrar os padrões da verbalização contínua. Do mesmo modo, deixe que o corpo expresse o que precisa ser expresso: pule, chute, deite-se ou sente-se. Não entre em contato nem interfira com outras pessoas que estejam meditando.

Passo dois
(45 minutos)
Sente-se confortavelmente com os olhos fechados e observe tudo o que está acontecendo em seu interior.

Passo três *(5 minutos)*
Ao terminar a meditação, relaxe o corpo; deixe-o cair para trás, como um saco de batatas, e relaxe durante alguns minutos, totalmente imóvel.

Meditação Vipassana

Vipassana é uma meditação criada e desenvolvida por Buda 2.500 anos atrás. Milhares de discípulos alcançaram a iluminação por meio desta técnica que consiste em observar a respiração, as ações, o corpo, os pensamentos, as emoções e o ambiente, sem reagir. Ela é um convite para que você conheça a si mesmo e faça amizade consigo mesmo. Você se separa do que está observando; não há resultados a alcançar, não existem expectativas, nada de especial deve acontecer.

Uma das formas de fazer esta meditação é tomar consciência do seu corpo, de sua mente, de suas emoções e de seus estados de espírito. Outra é conscientizar-se da respiração. Para as mulheres, é mais fácil observar a respiração prestando atenção à expansão e contração do abdômen. Para os homens, talvez seja mais prático observar o ar entrando e saindo pelas narinas, momento em que se produz uma vaga sensação de frio. Enquanto você observa a respiração, outras coisas o distrairão: pensamentos, sentimentos, julgamentos, sensações físicas e dor. Sempre que possível, volte a observar a respiração.

O importante é o processo de observação, não o que você observa. Não se envolva com o que vem à tona, apenas deixe que se vá.

Medite sempre no mesmo lugar e hora, de quarenta a sessenta minutos. Embora esse seja o tempo ideal, comece praticando durante vinte minutos e aumente esse tempo à medida que for se acostumando a sentar-se imóvel. Sente-se no chão com as pernas entrecruzadas ou então numa cadeira. Mantenha a coluna e a cabeça eretas, sem apoiar-se em nada. Você pode fazer esta meditação sozinho ou com outros, olhos fechados e respirando normalmente. Sente-se totalmente imóvel, só se mexendo se for absolutamente necessário. Caso se movimente, observe por que e como você se movimenta.

Depois de sentar-se por quarenta e cinco minutos, você pode continuar com a Meditação Vipassana Caminhando durante quinze minutos (ver pp. 98-9).

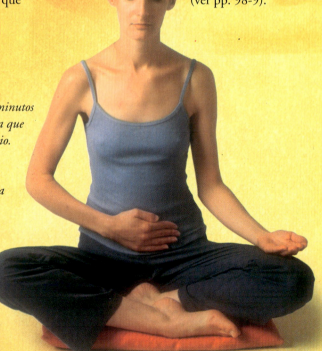

MEDITAÇÃO VIPASSANA PARA PRINCIPIANTES

No início, sente-se para um período de 20 a 30 minutos apenas. Aumente esse tempo aos poucos, à medida que for se acostumando a sentar-se imóvel e em silêncio.

PRIMEIRO ESTÁGIO

Sente-se numa posição relaxada no chão ou numa cadeira. Endireite a coluna e relaxe os ombros. Coloque uma das mãos sobre o umbigo. Sinta a expansão e contração do abdômen com a entrada e saída do ar. Durante os 5 minutos seguintes, mantenha a mão nessa posição e diga silenciosamente "Entrando" na fase de inalação e "Saindo" na fase de exalação. Isso ajuda a mente a concentrar-se na respiração. Se você se concentrar nas narinas, siga o mesmo procedimento ao sentir o ar passando por elas.

INTUIÇÃO E CONSCIÊNCIA: RESSOANDO JUNTOS | 97

SEGUNDO ESTÁGIO
Apóie levemente as mãos nas coxas. Em seguida, observe e acompanhe os seus pensamentos dando-lhes um "nome". Por exemplo, diga "alimento" se você pensar em comida, ou "cinema" se pensar num filme, ou "cachorro" caso se lembre do seu cachorro, e assim por diante. Use uma única palavra para identificar um pensamento e repita-a duas vezes em silêncio. Faça isso durante 5 a 10 minutos, passando então para o estágio seguinte.

TERCEIRO ESTÁGIO
Preste atenção ao que está acontecendo. Perceba pensamentos, sentimentos, sensações físicas, julgamentos, dor, qualquer impressão do mundo externo. Quando se lembrar, torne a observar a respiração.

VIPASSANA PARA PESSOAS EXPERIENTES
Esta técnica é também conhecida como "Observando o Intervalo da Respiração". Buda usou este método, conhecido entre os budistas como Ioga Anapanasati.

Instruções
Primeiro, tome consciência do ar entrando. A seguir, prossiga sintonizado com a sua respiração. Quando ela entra, entre com ela; quando ela sai, saia com ela, totalmente consciente. Instantes antes da entrada ou da saída do ar, há um momento em que você não respira: o intervalo na respiração. Não é fácil perceber esse intervalo, mas se continuar praticando essa respiração consciente, de repente você o captará. À medida que a sua consciência se tornar mais profunda e intensa, você sentirá o intervalo, o momento em que o ar não está entrando nem saindo, mas se deteve completamente. Esse é o momento do "inefável", o ponto em que se pode encontrar Deus.

Meditação Vipassana Caminhando

Normalmente, quando caminhamos, a mente fica muito ativa; nem sequer nos damos conta do que o corpo está fazendo. Só quando somos interrompidos é que tomamos consciência dele e somos lançados no presente. Caminhar e ter consciência de cada movimento é meditação, relaxamento das tensões e pacificação da mente. Esta técnica se baseia na consciência dos pés tocando o chão. Você pode caminhar em círculo ou em linha reta de dez a quinze passos para a frente e para trás, dentro ou fora de casa.

Instruções *(15 minutos)*

Caminhe lentamente, com a atenção concentrada nos pés ao tocarem o chão. Mantenha os olhos baixos, de modo a poder ver apenas alguns passos à frente. Se quiser, coloque as mãos sobre o centro do coração. Enquanto caminha, preste atenção ao contato de cada pé com o chão. Como o movimento é muito lento, você pode dizer, "Direito" quando o pé direito toca o chão, e "Esquerdo" quando o esquerdo toca o chão.

Se outros pensamentos surgirem, apenas observe-os, voltando imediatamente aos pés.

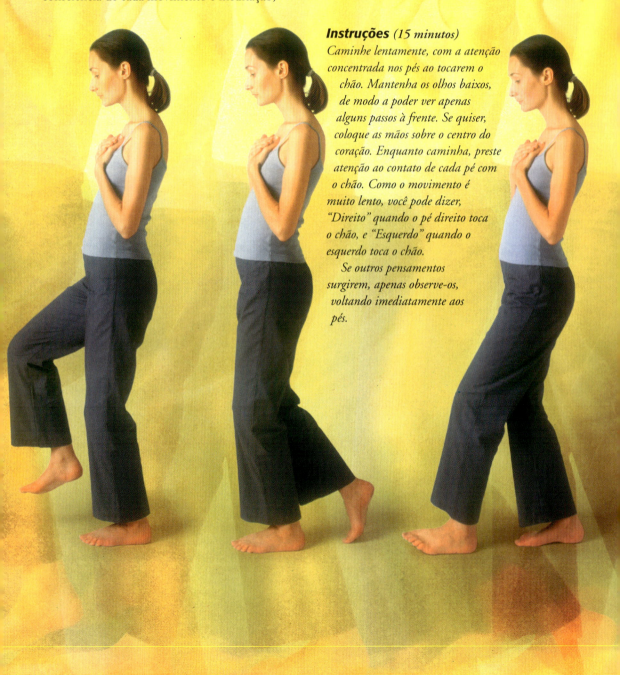

INTUIÇÃO E CONSCIÊNCIA: RESSOANDO JUNTOS   99

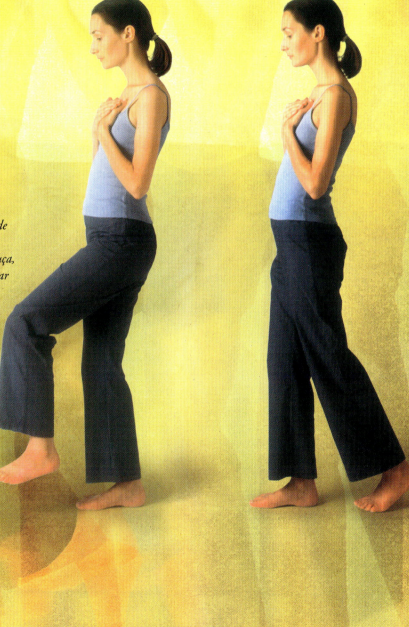

MEDITAÇÃO DA ATENÇÃO AMPLA

Qualquer coisa pode se tornar objeto de observação. Qualquer ação, qualquer rotina diária, como comer, lavar a louça, limpar a casa, caminhar, correr, dançar ou ler, pode se tornar meditação. Fique atento aos movimentos e sensações do corpo enquanto caminha, come ou toma banho. Apenas esteja alerta. A meditação pode enriquecer a qualidade da vida de cada dia.

Meditação da Dança Nataraj

Esta meditação lhe permite perder-se na dança. Você se funde e se confunde com ela. Esqueça o dançarino, o centro do ego, e torne-se a dança. A divisão entre dança e dançarino desaparece, e então se torna meditação. Se você se envolver totalmente na dança, o dançar não será mais um agir, mas um *acontecer*. Você não observa a si mesmo e ao seu dançar, mas deixa que a dança flua por si mesma. Você apenas brinca com a sua própria energia vital. Este é um evento e uma celebração. Uma música especial acompanha essa meditação (ver p. 142).

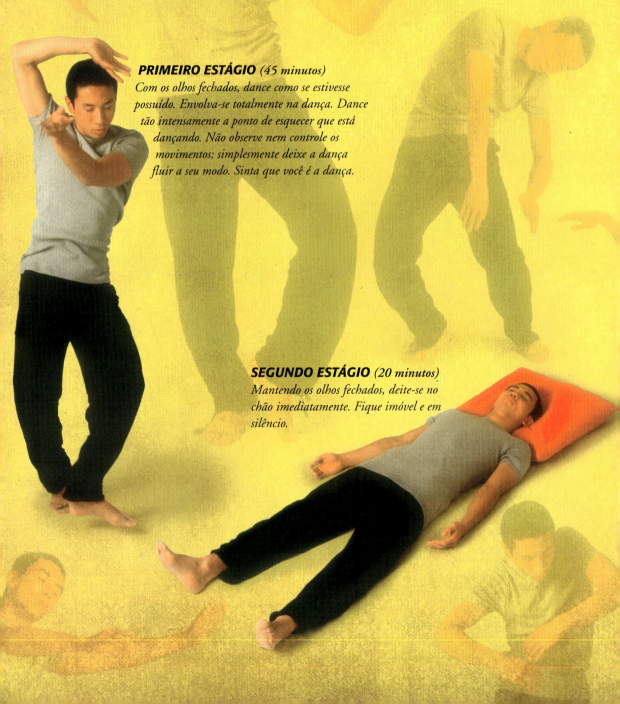

PRIMEIRO ESTÁGIO *(45 minutos)*
Com os olhos fechados, dance como se estivesse possuído. Envolva-se totalmente na dança. Dance tão intensamente a ponto de esquecer que está dançando. Não observe nem controle os movimentos; simplesmente deixe a dança fluir a seu modo. Sinta que você é a dança.

SEGUNDO ESTÁGIO *(20 minutos)*
Mantendo os olhos fechados, deite-se no chão imediatamente. Fique imóvel e em silêncio.

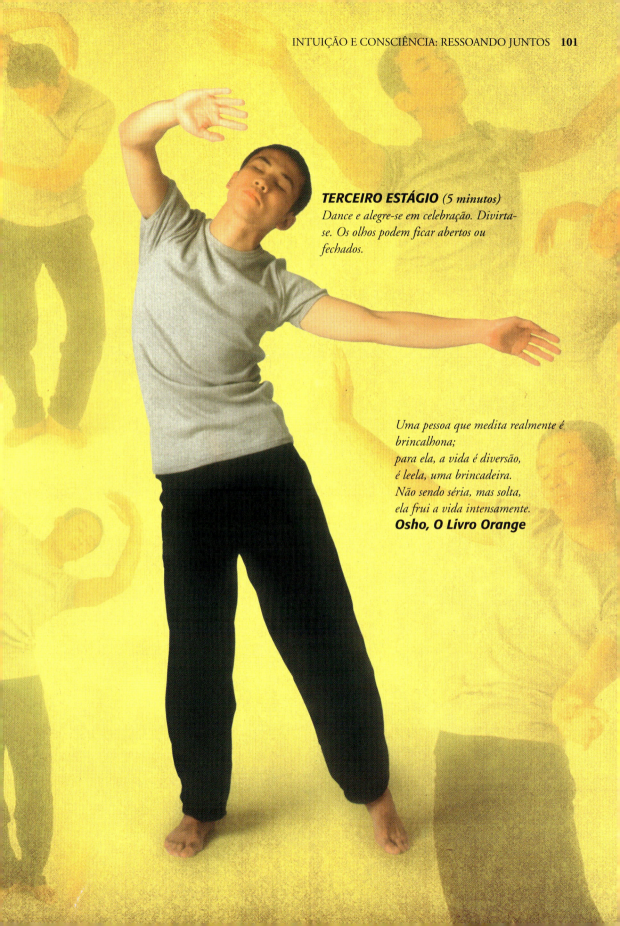

TERCEIRO ESTÁGIO *(5 minutos)*
Dance e alegre-se em celebração. Divirta-se. Os olhos podem ficar abertos ou fechados.

*Uma pessoa que medita realmente é brincalhona;
para ela, a vida é diversão,
é leela, uma brincadeira.
Não sendo séria, mas solta,
ela frui a vida intensamente.*
Osho, O Livro Orange

Meditações com Mantras

Mantras são sílabas, palavras ou frases sânscritas enunciadas com o objetivo de curar e produzir um estado superior de consciência. Os mantras são muito antigos e muitas vezes a origem deles é desconhecida. Sons e mantras são usados em meditações para ativar a energia nos chakras superiores, com a finalidade de alcançar um nível mais elevado de vibração e consciência. Quando entoamos o som "AUM", harmonizamo-nos com ele. É como se o som entrasse no nosso corpo e penetrasse cada célula nossa. Sentimo-nos revitalizados e fortalecidos.

MEDITAÇÃO AUM

Você pode fazer esta meditação sozinho ou num círculo de amigos, sentados ou de pé. O tempo ideal é de 10 a 30 minutos, mas pode ser prolongado.

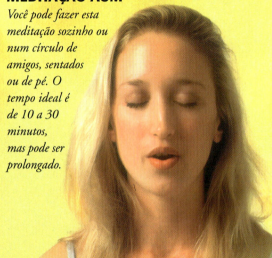

Passo um
Produza o som "AUM" em voz alta, sentindo-se aos poucos sendo preenchido por ele. Sinta a vibração do som em todo o seu corpo, em toda a sua mente, em todo o seu sistema nervoso. Emita o som e sinta-o invadindo cada célula que constitui o seu ser físico. Entre em sintonia com ele. Quanto mais sentir uma profunda harmonia entre você e o som, mais você se perceberá impregnado de uma sutil suavidade.

Passo dois
Quando se sentir em harmonia com o som, entoe "AUM" no seu íntimo, em silêncio ou sussurro. Todo o seu corpo dança com o som, embebe-se no som, como se cada poro da pele estivesse sendo lavado. Emita o som mais lenta e sutilmente, expandindo a sua consciência.

MEDITAÇÃO COM O SOM "HUM"

Feche ligeiramente os olhos e emita o som "hum" em tom grave e profundo, sempre na mesma nota. A vibração do som toca o chakra do coração com toda a sua harmonia, produzindo paz em todo o seu ser. Pratique essa técnica de 10 a 20 minutos, uma ou duas vezes por dia. (Ver também as Meditações Nadabrahma, pp. 90-1.)

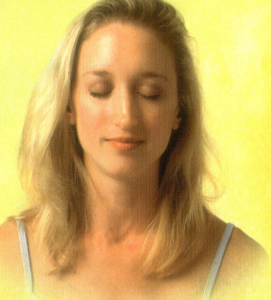

Como resgatar a energia despendida

Na vida diária, sem perceber, emitimos energia o tempo todo. Grande parte dessa energia entra e sai pelos olhos, quando olhamos e procuramos absorver informações. Quer dizer, liberamos energia continuamente, e não a recuperamos. Como fomos educados para a extroversão, desprendemos energia e a perdemos. A técnica agora descrita ajuda-o a resgatar pelo menos em parte a energia despendida.

Passo um
Observe o seu reflexo no espelho. Em seguida, faça a imagem olhar para você. Sinta que você está sendo observado pelo reflexo no espelho, de modo que a energia possa voltar para você. No começo, tudo é muito sutil, mas na seqüência você perceberá uma mudança na energia. Algo muito forte começa a tomar conta de você e a energia retorna. Você se sente plenamente reanimado.

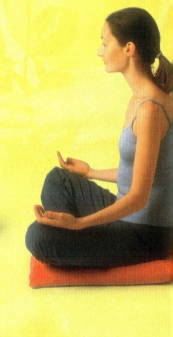

Passo dois
Olhe para uma rosa durante alguns minutos. Depois deixe que ela olhe para você. Você se surpreenderá com a mudança da energia e com o quanto a flor pode lhe dar. Você se volta para dentro de si mesmo e a energia retorna para você. Faça esse exercício com alguma outra coisa da natureza, como uma árvore, a lua, as estrelas.

Passo três
Olhe nos olhos de um amigo ou da pessoa amada. Primeiro olhe para a pessoa e depois comece a sentir que ela lhe devolve a energia liberada. Observe a mudança na energia. Se os dois fizerem isso ao mesmo tempo, ambos se sentirão rejuvenescidos e revitalizados.

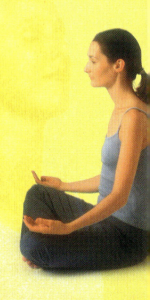

Meditação da Lua Cheia

Esta meditação pode preenchê-lo com a serenidade e a calma da Lua, fazendo-o sentir-se totalmente satisfeito e livre de tensões. As qualidades místicas emanadas pela Lua entram e tomam conta de você, dando-lhe condições de absorver a energia que ela emite. Aplique a técnica três noites antes e na própria noite da Lua Cheia. Você também pode falar com a Lua, fazer-lhe perguntas e quem sabe receber respostas. Seja tão expressivo e desinibido quanto possível.

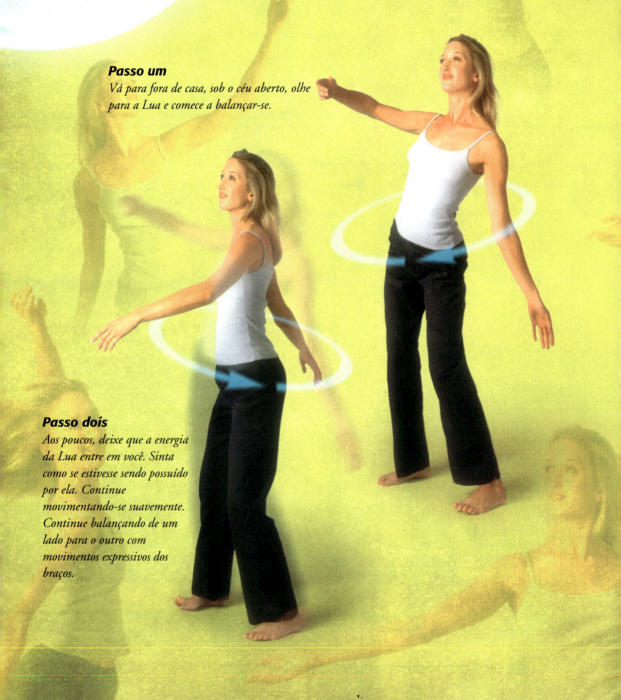

Passo um
Vá para fora de casa, sob o céu aberto, olhe para a Lua e comece a balançar-se.

Passo dois
Aos poucos, deixe que a energia da Lua entre em você. Sinta como se estivesse sendo possuído por ela. Continue movimentando-se suavemente. Continue balançando de um lado para o outro com movimentos expressivos dos braços.

INTUIÇÃO E CONSCIÊNCIA: RESSOANDO JUNTOS 105

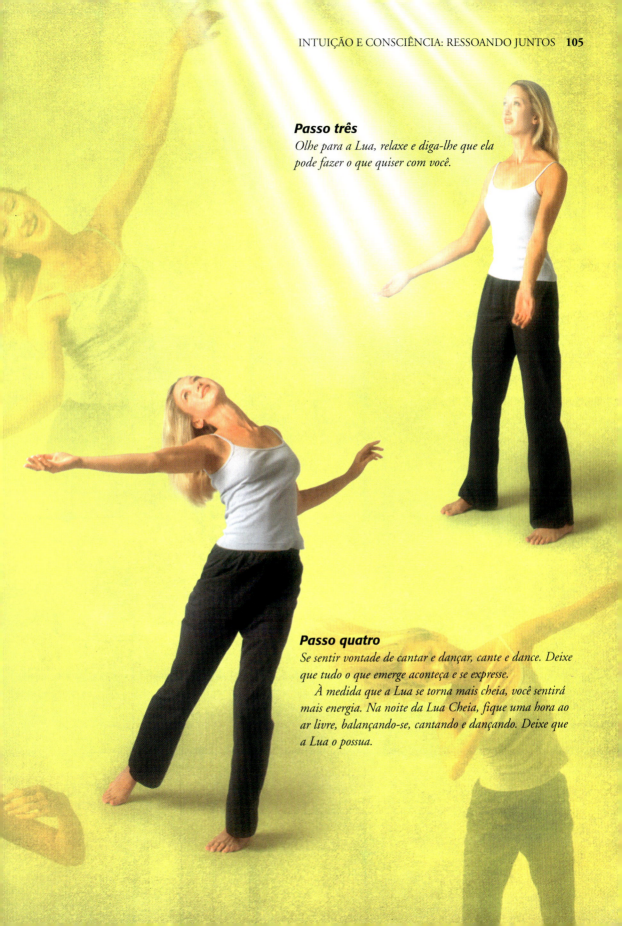

Passo três
Olhe para a Lua, relaxe e diga-lhe que ela pode fazer o que quiser com você.

Passo quatro
Se sentir vontade de cantar e dançar, cante e dance. Deixe que tudo o que emerge aconteça e se expresse.

À medida que a Lua se torna mais cheia, você sentirá mais energia. Na noite da Lua Cheia, fique uma hora ao ar livre, balançando-se, cantando e dançando. Deixe que a Lua o possua.

Domínio sobre os estados de espírito

Freqüentemente sofremos com as nossas mudanças de humor. Enquanto não ficarmos no nosso centro e relaxarmos, sabendo que "isto também passará", não formaremos uma unidade com nós mesmos. A seguinte história nos permite compreender melhor as mudanças constantes que ocorrem na nossa vida.

Desanimado da vida, um rei pediu um anel mágico a um místico sufi. Esse anel lhe proporcionava alegria nos momentos de tristeza, mas se olhasse para ele quando estivesse feliz, ficava imediatamente melancólico. O que o rei queria de fato era dominar suas disposições de ânimo.

O místico sufi possuía um anel com uma inscrição debaixo da gema. Ao entregar o anel, o místico disse ao rei, "Há uma condição para possuirdes este anel. Só deveis olhar para ele quando tudo estiver perdido, pois do contrário a mensagem não terá valor nenhum". O rei obedeceu. Seu país estava sendo invadido e ele fugiu para se salvar, até chegar a um abismo. Nesse momento, abriu o anel e leu a mensagem, que dizia, "Isto também passará".

Esteja feliz ou infeliz, lembre-se, "Isto também passará". Essa compreensão lhe permitirá tornar-se senhor do seu estado de espírito, e não sua vítima.
Osho

EXERCÍCIO PARA DOMINAR ESTADOS DE ESPÍRITO
Faça este exercício cinco minutos antes de começar a trabalhar. Ele o fortalecerá com novas energias.

Passo um
Sente-se em silêncio e relaxe. Observe a respiração.

Passo dois
Deixe o seu estado de espírito sombrio dissipar-se com cada exalação. Faça isso conscientemente durante cinco minutos.

Meditação durante uma viagem de avião

Num avião, a força da gravidade é menor, e você pode chegar a um estado meditativo com mais facilidade e sem esforço. Também é uma forma proveitosa de passar o tempo. Este exercício lhe possibilita viver a sensação do espaço e da vastidão que estão dentro de você e também à sua volta. Sinta-se rodeado de nuvens, estrelas e do espaço infinito. Entre em contato com essa sensação de infinitude.

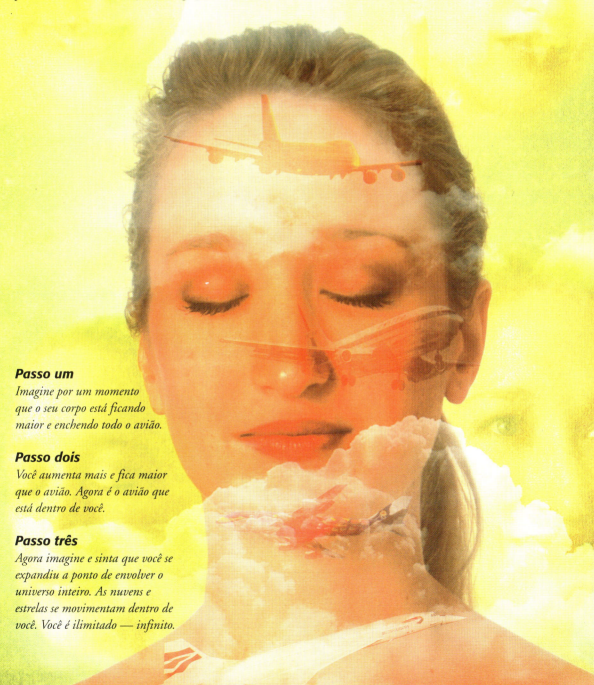

Passo um
Imagine por um momento que o seu corpo está ficando maior e enchendo todo o avião.

Passo dois
Você aumenta mais e fica maior que o avião. Agora é o avião que está dentro de você.

Passo três
Agora imagine e sinta que você se expandiu a ponto de envolver o universo inteiro. As nuvens e estrelas se movimentam dentro de você. Você é ilimitado — infinito.

Intensificando o amor juntos

Se a relação entre um homem e uma mulher não for muito consciente, ela certamente será problemática. Existe entre o casal uma atração profunda que identificamos com a expressão "estar apaixonado". A mesma oposição que cria a atração entre os dois pode transformar-se em conflito.

Homens e mulheres têm diferentes pontos de vista e atitudes, e muito freqüentemente não conseguem entender-se. O modo de ver do homem é diferente do modo de ver da mulher. Se os dois tiverem consciência desse fato, viverão um encontro de opostos e uma excelente oportunidade para que um compreenda e assimile o ponto de vista do outro. Para aprofundar o seu amor, você precisa meditar, e à medida que a sua meditação se aprofunda, o seu amor se intensificará.

A meditação dá ao seu amor percepção e compreensão. O ato de sentar-se com o parceiro e meditar o põe em contato com o núcleo mais profundo do outro. Por meio da meditação você receberá a energia para compreender o seu oposto. Você também receberá as qualidades da consciência, do silêncio, da paciência para ouvir e da capacidade para um compreender o outro. (Ver também Meditação Nadabrahma aos pares, p. 91).

EXERCÍCIO SOZINHO
Passo um
Sente-se sozinho. Relembre o conflito, a discussão ou o problema havido com o parceiro. Imagine que você é ele; coloque-se no lugar dele. Se você for mulher, procure ver como um homem vê, e se for homem, esforce-se para ver como uma mulher vê.

Passo dois
Fale em voz alta consigo mesmo:
"Eu sou (nome do parceiro)."
"Estou vestindo..."
"Meu trabalho é..."
"Esta é a minha situação (descreva o conflito do ponto de vista do parceiro)."
"Estou sentindo..."
"Meu parceiro acha que eu... e isso faz com que me sinta..."
E assim por diante; continue falando conforme a necessidade.

Passo três
Volte a ser você mesmo e observe o que acontece.

EXERCÍCIO JUNTOS
Vocês podem fazer este divertido exercício a qualquer hora e em qualquer lugar. Combinem o tempo de duração, talvez começando com 5 ou 10 minutos. Primeiro troquem de papéis: você é o seu parceiro e faz o papel dele. Use palavras e frases dele, represente atitudes e gestos físicos condizentes e tudo o que seja característico dele. Simultaneamente, o parceiro adota o mesmo procedimento com relação a você. No fim, conscientizem-se de como se sentiram enquanto desempenhavam o papel um do outro. Observem como isso os afeta. Troquem idéias sobre a experiência.

Exercício com almofadas

Sente-se numa almofada e coloque outra à sua frente para representar simbolicamente o parceiro. Imagine que o relacionamento de vocês já não é mais uma relação comum: os dois já se tornaram companheiros de jornada no caminho espiritual. Um homem e uma mulher são duas partes do mesmo todo e a compreensão um do outro é a chave para resolver conflitos.

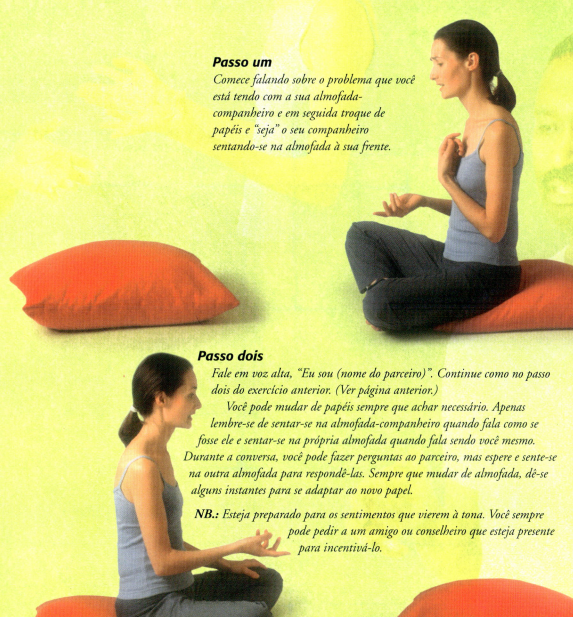

Passo um
Comece falando sobre o problema que você está tendo com a sua almofada-companheiro e em seguida troque de papéis e "seja" o seu companheiro sentando-se na almofada à sua frente.

Passo dois
Fale em voz alta, "Eu sou (nome do parceiro)". Continue como no passo dois do exercício anterior. (Ver página anterior.)
Você pode mudar de papéis sempre que achar necessário. Apenas lembre-se de sentar-se na almofada-companheiro quando fala como se fosse ele e sentar-se na própria almofada quando fala sendo você mesmo. Durante a conversa, você pode fazer perguntas ao parceiro, mas espere e sente-se na outra almofada para respondê-las. Sempre que mudar de almofada, dê-se alguns instantes para se adaptar ao novo papel.

NB.: Esteja preparado para os sentimentos que vierem à tona. Você sempre pode pedir a um amigo ou conselheiro que esteja presente para incentivá-lo.

Relaxamento dirigido e auto-aplicação de Reiki

Você pode fazer este exercício para transportar-se a um estado de relaxamento curativo. Antes de começar, você pode gravar as instruções, mas deixe um período de três minutos de silêncio ou com música relaxante entre uma etapa e outra.

Alternativamente, siga uma etapa após a outra, deixando música durante todo o tratamento. Músicas apropriadas: canto gregoriano, sons harmônicos, mantras.

Passo um
Deite-se confortavelmente e relaxe; olhos fechados. Cubra-se com uma manta. Respire profundamente algumas vezes e elimine pensamentos e tensões do corpo na fase de exalação. Sinta o corpo afundar-se sempre mais no solo com cada exalação.

Passo dois
Posicione as mãos onde você sentir que o corpo pede ou onde você precisa de algum alívio. Deixe que a energia Reiki penetre seu corpo. Sinta-se afundando ainda mais dentro de você mesmo e relaxe (música por 3 minutos).

INTUIÇÃO E CONSCIÊNCIA: RESSOANDO JUNTOS   **111**

Passo três
Lentamente, leve as mãos para outras partes do corpo e trate-as com Reiki (música por 3 minutos).

Passo quatro
Leve a atenção para dentro do seu corpo e explore-o. Caso depare com alguns cantos escuros, observe-os. Envie luz para essas áreas. Deixe a luz entrar pelo chakra da coroa e dirija-a para o corpo. Deixe-a também fluir das mãos para o corpo.

Passo cinco
Penetre ainda mais profundamente dentro de si mesmo. Deixe-se tocar por algo superior a você, superior à sua personalidade: uma força divina, uma energia divina. Aprofundando-se ainda mais num espaço desconhecido dentro de você, a cura que você precisa pode acontecer nesse momento. Fique assim durante uns 10 minutos, com ou sem música, para que o relaxamento e a cura se processem.

Capítulo 4

O remédio para a cura de nós mesmos é lembrarmo-nos de quem somos verdadeiramente. Somos seres de luz encarnados numa forma física, em unidade com o Universo e com Deus.

Cura e desenvolvimento espiritual: relação divina

Quando começamos a compreender que somos seres de luz encarnados num corpo físico e que constituímos uma coisa só com o Universo, com Deus e com o eu verdadeiro dos outros, a nossa consciência começa a mudar. Precisamos ser responsáveis pelas nossas ações e ficar mais atentos às suas conseqüências. Ultimamente, as pessoas estão compreendendo melhor que pensamentos e emoções influenciam a saúde. Os bloqueios emocionais podem se manifestar no corpo físico e afetar as funções dos chakras e do sistema imunológico.

Dar e receber amor é uma necessidade humana importante. Expressar amor para nós mesmos e para os outros é benéfico para a saúde e o bem-estar, por isso precisamos aprender a ser mais amorosos e generosos. Mas precisamos amar a nós mesmos antes para então poder amar verdadeiramente os outros. É possível que uma das lições mais importantes a aprender seja a de expressar amor.

Precisamos encontrar as reais causas das doenças. Neste novo milênio, vivemos uma nova era em consciência humana. Videntes e sensitivos dizem que está ocorrendo uma mudança na consciência humana, e isso por causa das freqüências vibratórias mais elevadas do amor sobre a terra. Estamos fazendo a passagem para uma nova dimensão, onde nosso coração se abre e nós começamos a nos lembrar da nossa ligação divina. Assim, precisamos perdoar a nós mesmos e aos outros, transformar o medo, renunciar ao apego, à frustração e à negatividade e compreender a unicidade que tudo permeia. Padrões antigos, inconscientes, de separação, manifestos em atitudes de energia emocional, em negações, em critérios de gosto e rejeição, estão se desestruturando. Estamos enfrentando uma situação em que precisamos optar por cooperar ou então sofrer. Estamos caminhando juntos para uma nova consciência coletiva de paz, amor e harmonia.

O Reiki é uma arte de cura muito intensa que ajuda a pessoa. Dar e receber Reiki significa repartir dádivas, o nosso amor, uns com os outros. Ele reduz a sensação de solidão. Usando os recursos do Reiki elevamos a freqüência vibratória do corpo; a nossa intuição se torna mais forte e estabelecemos um nível mais profundo de comunicação com o nosso Eu Superior. Por meio do Reiki e da meditação, desenvolvemos uma consciência maior de nós mesmos e finalmente alcançamos uma perspectiva clara sobre "quem somos verdadeiramente": um ser divino de luz.

HARMONIA
O Reiki harmoniza as pessoas consigo mesmas, dando-lhes condições de partilhar amor e compreensão mais profundos com os outros. O caráter japonês para harmonia está por trás do texto desta página.

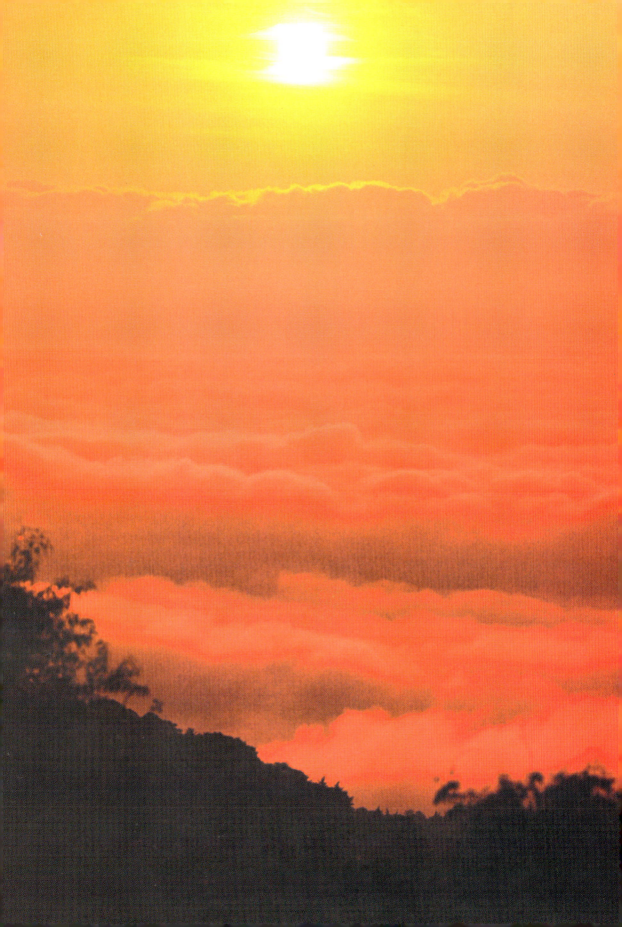

Princípios do Reiki

Foi o Dr. Mikao Usui (1864-1926) que descobriu o Reiki. Segundo os ensinamentos que recebemos, ele definiu os preceitos espirituais para a vida há mais de cem anos, e eles continuam hoje com o mesmo vigor e profundidade do momento em que foram anunciados.

Até hoje, os alunos de Reiki do Ocidente recebem a informação de que o Dr. Usui trabalhava nas favelas de Quioto, Japão. Quando percebeu que os pobres que ele tratava gratuitamente não valorizavam a cura que recebiam, ficou muito decepcionado. Ele havia alimentado a esperança de que eles se reintegrariam à sociedade e passariam a viver uma vida normal. Mas então, diz a história, ele compreendeu que é essencial a pessoa realmente querer mudar de vida e, por isso, precisa participar do processo de cura. Ele também se deu conta de que, ao promover a cura, na verdade havia reforçado, e não reduzido, o padrão de dependência das pessoas.

Ele entendeu que as pessoas, para manter um equilíbrio saudável na própria vida, precisam dar alguma coisa em retribuição pela cura recebida. Às vezes essa retribuição é chamada de "troca de energia". Usui afastou-se do Bairro dos Mendigos e dirigiu-se aos que realmente queriam ser curados. Aos buscadores verdadeiros ele transmitiu os Princípios do Reiki para que pudessem curar a si mesmos.

Com o tempo, porém, pesquisas revelaram que Usui não foi ministro cristão numa universidade de Quioto e que também não trabalhou no Bairro dos Mendigos. De fato, ele foi um budista que passou toda a sua vida procurando a iluminação. Para ele, o Reiki se tornou um meio de chegar a esse estado de consciência. Supõe-se que Usui tenha dado assistência às vítimas do grande terremoto de Kanto, que devastou Tóquio em 1923, e que tenha sido homenageado pelo imperador Meiji do Japão por suas boas ações.

O Dr. Usui fundou o Usui Reiki Ryoho Gakkai (Sociedade para o Método de Cura de Reiki Usui) em Tóquio, da qual se tornou o primeiro presidente. Pouco depois da sua morte, a organização japonesa construiu um memorial em sua homenagem no templo Saihoji, nos arredores de Tóquio. A inscrição no memorial de Usui fala da sua vida, do seu propósito de vida, descreve o método do Reiki e cita os cinco princípios. Ela menciona que os princípios foram criados pelo imperador Meiji e que Usui os incorporou aos seus ensinamentos. Ele recomendava que os princípios deviam ser aplicados na vida diária e que deviam ser seguidos como diretrizes, meditados no íntimo do coração e usados para curar a vida e os pensamentos.

Esses princípios parecem muito simples. Mas é importante ter consciência de que devem ser avaliados pelo seu propósito mais profundo. É recomendável meditar sobre eles em profundidade para compreender o seu sentido essencial.

1. "APENAS POR HOJE, NÃO ME IRRITAREI"

"Apenas por hoje, não te irritarás."

Essa diretriz mostra a importância de termos consciência dos nossos sentimentos. Todos temos raiva dentro de nós e em geral não sabemos realmente o que a provoca. A raiva pode ser desencadeada por um incidente sem importância, e os reais motivos que levam a isso podem ser inconscientes. Por exemplo, o fato de seu filho pequeno quebrar uma xícara pode fazer com que você tenha uma explosão de raiva contra ele, quando na verdade você está muito irritada com o seu parceiro que não lhe dá atenção suficiente.

Qualquer que seja a causa das nossas emoções, precisamos efetivamente observar cada situação como se estivéssemos olhando num espelho, ao reflexo criado por nós. Os que desencadeiam a nossa raiva não são necessariamente a sua causa principal. Debaixo de cada sentimento de raiva está uma camada mais profunda de um eu ferido. Freqüentemente levamos uma ferida dentro de nós porque as nossas necessidades não foram adequadamente satisfeitas em etapas anteriores da nossa vida. Por isso, precisamos tornar-nos mais conscientes dos nossos sentimentos e assumir responsabilidade por eles. O primeiro passo consiste em reconhecer o sentimento de raiva e assumi-lo. O segundo consiste em identificar a sua causa, e o terceiro em abordá-lo. Se muitas emoções inconscientes se manifestam, precisamos encontrar uma maneira de lidar com elas, havendo para isso várias práticas especiais de meditação que nos dão condições de expressar esses sentimentos (ver, por exemplo, Meditação Dinâmica, pp. 66-9). Não se sinta culpado por seus sentimentos de raiva. Precisamos permitir-nos liberar esses sentimentos, e não guardá-los dentro de nós.

Quem medita pode observar as emoções sem reprimi-las. Isso só é possível se o observador interior (ver também p. 49 e pp. 96-7) se tornou suficientemente forte, o que pode acontecer por meio da meditação diária. Em primeiro lugar, você se torna capaz de observar as sensações físicas, tanto agradáveis como desagradáveis; em segundo, você aprende a observar os seus pensamentos, e em terceiro, você aguça a sua capacidade de observar as camadas mais sutis das emoções.

Você não é os seus sentimentos: você cria distância entre você e eles. Há aqui o risco de você pensar que está observando os seus sentimentos, quando na verdade os está controlando, o que significa dizer, reprimindo-os. Se fizer isso constantemente, com o tempo você pode criar uma doença para si mesmo, e para evitar isso, você precisa aprender a respeitar-se e compreender-se melhor. É importante relacionar-se consigo mesmo e amar-se. Quanto mais você se ama, mais facilmente pode dissipar a raiva e as emoções negativas. Não há nada de errado em sentir raiva e emoções intensas; elas são energias que nos mantêm em movimento. Mas se nos conscientizamos delas e não as reprimimos, sentir-nos-emos mais saudáveis e vivos.

Quando o místico russo Gurdjieff era criança, seu pai agonizante revelou-lhe um segredo sobre a vida, não esperando que o menino fosse realmente compreender o que ele queria dizer. Ele sussurrou-lhe ao ouvido, "Sempre que você se irritar com alguém, espere vinte e quatro horas antes de agir. Se ainda estiver com raiva, procure a pessoa e diga-lhe o que precisa dizer". Gurdjieff não entendeu o ensinamento, mas guardou as palavras. Mais tarde, já adulto, ele seguiu o conselho do pai e compreendeu que habitualmente, quando sentia muita raiva, esse sentimento desaparecia em poucas horas. Então, depois de vinte e quatro horas, ele conseguia entender o ponto de vista da pessoa, e às vezes chegava a dar-se conta de que ela estava com a razão. Se depois desse tempo ele ainda achava que a pessoa estava errada, dirigia-se a ela para dizer-lhe o que pensava.

Exercício do "Stop" (Pare)

Este exercício aumentará a sua atenção e consciência durante atividades físicas. Manter-se atento e consciente durante a realização de uma tarefa ajuda-o a permanecer no momento presente.

Inclua este exercício nas suas atividades diárias. Por exemplo, se você está limpando a casa, sempre que se lembrar do exercício, diga "Stop" em voz alta. Então pare totalmente o que quer que esteja fazendo e fique absolutamente imóvel. Depois de uns trinta segundos, continue a sua tarefa normalmente. Faça isso pelo menos seis vezes por dia, ou quantas vezes desejar.

2. "APENAS POR HOJE, NÃO SE PREOCUPE"

"Apenas por hoje, não te preocuparás."

O segundo princípio tem o objetivo de fazer-nos refletir sobre a preocupação. De onde vem a preocupação? A preocupação é um padrão de pensamento que fundamentalmente resulta da sensação de separação com relação aos outros e ao todo do universo. A preocupação é um sistema de crenças negativo que nos impede de confiar em nós mesmos e na vida. Preocupamo-nos imaginando que as coisas possam malograr no futuro e nos inquietamos com os reveses do passado.

Se você se angustia com uma experiência passada, aprenda a lição que precisa aprender e continue em frente. Preocupar-se com o futuro é uma atividade inútil, uma vez que ele é sempre desconhecido, e o desconhecido nos assusta. Todos queremos que a vida seja segura, mas é essencialmente impossível que ela possa sê-lo. Isso torna cada momento novo e renovado, estimulante, imprevisível e potencialmente arriscado. Confie em si mesmo, confie na vida e saiba que Deus e a vida amam você. Essa confiança lhe dará condições de entregar-se aos acontecimentos, sabendo que no fim tudo acabará bem. Mesmo que às vezes as circunstâncias o entristeçam e façam sofrer, depois de normalizadas você compreenderá que a experiência vivida foi muito importante.

A preocupação cria tensão e *stress* no corpo e na mente. Depois de tomar consciência de que nos preocupamos, o passo seguinte é perceber que esse estado nada nos aproveita. Não vale a pena preocupar-se com o passado porque ele já se foi e não vale a pena preocupar-se com os acontecimentos futuros porque talvez nunca aconteçam. Quando compreendemos que a preocupação não ajuda em absolutamente nada, livramo-nos dela, como de um hábito antigo. Se nos preocupamos em demasia, dissociamo-nos do momento presente e de nós mesmos; não confiamos ativamente em nós e nem no processo da vida. Com a ajuda do Reiki, da meditação e da oração, aprendemos a religar-nos ao nosso ser interior divino.

3. "GANHE A VIDA COM TRABALHO HONESTO"

"Ganharás a vida com trabalho honesto."

O sentido mais profundo deste princípio diz respeito à honestidade consigo mesmo: ter consciência dos seus sentimentos, dos seus anseios, valores e crenças na vida, e por fim, mas não menos importante, compreender quem você é verdadeiramente — um ser divino. Viver na verdade significa viver em harmonia com o seu Eu Superior, procurar luz e orientação na vida.

Ser honesto no trabalho inclui fazer o que você quer fazer. Goste do seu trabalho e realize-o da melhor maneira possível. Então você amará e respeitará a si mesmo. Se você tem um emprego de que não gosta, com o tempo você se prejudica, podendo até adoecer.

Se você é honesto consigo mesmo, provavelmente será honesto também com os outros. A honestidade produz clareza e pode ativar relacionamentos profundos com as pessoas. Esta é uma parte importante da vida, em que crescemos e aprendemos uns com os outros. Com o desejo sincero de encontrar a verdade em cada momento, podemos ver que projetamos sentimentos nos que nos cercam. Recuperando as nossas projeções e considerando-as feridas nossas ou desejos irrealizados nossos, podemos observar nossa vida de perto e perceber honestamente em que ponto nos encontramos. Desse modo, os relacionamentos se desenvolvem em profundidade e intimidade, com valorização e respeito mútuos.

É necessária muita coragem para viver a vida sendo verdadeiro a si mesmo. Significa assumir uma atitude destemida e ousada, impedindo que as pessoas o usem. Assim você passa a reconhecer o seu próprio valor e começa a amar e respeitar a si mesmo.

4. "RESPEITE OS SEUS PAIS, PROFESSORES E OS MAIS VELHOS"

"Sê bondoso com o teu próximo."

Reiki é a energia do amor incondicional. Sabemos que todos procedemos da mesma fonte, que se expressa mediante uma multiplicidade de formas e níveis de vibração energética. Toda energia positiva dirigida para nós mesmos ou para os outros ajuda a curar. Num certo sentido, todos somos professores e alunos uns dos outros em nosso processo de crescimento. Trocamos experiências uns com os outros, aprendemos, amamos e nos apoiamos mutuamente. Este princípio diz que cada situação da vida tem algo a nos ensinar.

Hasan, um grande místico sufi, estava à beira da morte. Um dos seus discípulos perguntou-lhe quem era o seu mestre. "Tive muitos", respondeu Hasan. "Um deles foi um cachorro. Eu caminhava em direção ao rio, com muita sede, e um cachorro me seguiu. Ele também estava com sede. Quando se pôs a beber, viu na água outro cachorro e ficou muito assustado. Latindo, ele fugiu, mas a sede era tanta, que acabou voltando. Por fim, apesar de todo o seu medo, ele pulou na água e o outro cachorro desapareceu. Naquele momento, tomei consciência de que eu recebera uma mensagem de Deus: apesar dos nossos medos, precisamos pular."

Aprendemos muitas coisas com os nossos pais e professores. Embora nem sempre concordemos com as ações dos que nos geraram, precisamos entender que eles também foram influenciados pelos pais deles. Em vez de recriminá-los, devemos ter um pensamento de compreensão e compaixão para com eles e demonstrar gratidão por todo o bem que fizeram por nós. Nós os respeitamos de modo apropriado tratando-os com desvelo e amando-os.

5. "DEMONSTRE GRATIDÃO A TODOS OS SERES VIVOS"

"Sê grato pelas inúmeras bênçãos recebidas."

CONTEMPLAÇÃO DOS PRINCÍPIOS DO REIKI

Fazendo este exercício, você terá maior clareza e compreensão sobre cada um dos princípios do Reiki. Você também verá com maior lucidez a melhor forma de integrá-los à sua vida diária. Faça o exercício durante uns 15 minutos, ou mais, se quiser. Repita-o em dias diferentes para cada princípio.

Passo um
Encontre um lugar quieto e tranquilo e assuma uma posição confortável. Relaxe durante alguns minutos. Tenha caneta e papel, ou o seu diário, à mão. Escolha um dos princípios.

Passo dois
Feche os olhos. Conscientize-se dos pensamentos e sentimentos que lhe vêm à mente sobre o princípio escolhido. O que esse princípio significa para você? Registre os pensamentos no caderno.

Antes de aplicar um tratamento de Reiki, podemos fazer uma oração ou um agradecimento à vida pela oportunidade de sermos um canal de cura. Não estamos separados de outros seres vivos, mas interligados por meio da Energia Universal de Vida — seres humanos, animais e vegetais. Tendo consciência dessa realidade, preparamos o ambiente para que a compaixão e o amor passem a fazer parte da nossa vida. É isso que significa gratidão. Ela é outra forma de amor, compaixão e respeito uns pelos outros.

Nestes dias e tempos, tendemos a considerar tudo como muito natural, mas existem muitas coisas na vida, grandes e pequenas, pelas quais devemos ser profundamente agradecidos: nosso corpo, nossa saúde, a boa alimentação, a beleza da natureza, a alegria de uma criança. Tendo consciência de como a vida é preciosa e espontânea, podemos valorizar as situações como presentes de Deus. Podemos apreciar a vida em si e a existência, e podemos sentir-nos agradecidos com relação a cada novo evento em decorrência da súplica "Seja feita a vossa vontade". Então a vida toda se transforma em oração.

Passo três
Enuncie o princípio em voz alta e continue escrevendo os pensamentos e sentimentos que surgirem.

Passo quatro
Sente-se imóvel e agradeça à sua mente inconsciente a cooperação que ela lhe prestou. Não julgue nenhum dos seus pensamentos ou sentimentos sobre o princípio.

O Mantra Gayatri

O mantra Gayatri é um dos mais antigos da terra. Sua origem é desconhecida, mas a tradição diz que as poderosas sílabas sânscritas que o compõem contêm toda a sabedoria e que delas emerge o conhecimento da vida toda.

EFEITOS DO MANTRA GAYATRI

A entoação do Mantra Gayatri tem o objetivo de ajudar-nos a compreender essa verdade, purificando quem canta e quem ouve. Durante a enunciação das sílabas, produzem-se vibrações de diferentes freqüências e comprimentos de ondas, levando a uma aquietação do sistema nervoso do cantor e a um aumento de elétrons no campo energético do corpo. Com o tempo, uma transformação sutil opera-se no praticante em decorrência de um processo intenso de despertar. A prática sincera e continuada do mantra realiza a purificação de pensamentos e emoções e traz paz interior, clareza e experiência do divino em si mesmo e nos outros.

O mantra também transmite energia, que amplia e influencia a consciência de todos para conhecer a percepção iluminada interior.

Como prática espiritual, o mantra normalmente é entoado 108 vezes, mas se isso não for possível, recomenda-se um número que seja múltiplo de nove.

COMO ENTOAR O MANTRA GAYATRI

◆ Sente-se sozinho ou, melhor ainda, com um grupo, e comece a entoar as palavras sânscritas do mantra.
◆ Se o mantra for novidade para você, escreva-o numa folha de papel e leia-o algumas vezes antes de começar.
◆ Toque uma fita ou peça a uma pessoa experiente que inicie a entoação. Comece a participar aos poucos, e bata palmas ou toque instrumentos de percussão, se assim desejar.
◆ Deixe-se "embriagar" pela vibração elevada da energia criada pela energia do mantra. Absorva o espírito do mantra: purificação de pensamentos e sentimentos, paz interior, clareza e a experiência do divino em você mesmo.
◆ Solte o corpo. Balance ao ritmo do canto ou movimente-se como achar melhor.
◆ Depois de vinte ou trinta minutos, interrompa a entoação e sente-se em silêncio durante dez minutos, sentindo os efeitos do exercício depositando-se em você.

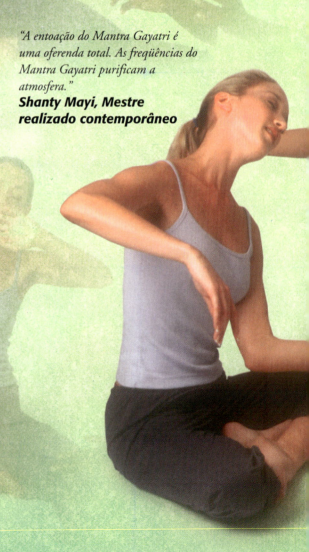

"A entoação do Mantra Gayatri é uma oferenda total. As freqüências do Mantra Gayatri purificam a atmosfera."
Shanty Mayi, Mestre realizado contemporâneo

CURA E DESENVOLVIMENTO ESPIRITUAL: RELAÇÃO DIVINA **119**

Om bhur, Bhuvah svah, Tat savitur, Varenyam, Bhargo, Devasya, Dhimahi, Dhiyo yonah, Prachodayat

Pelo ir e vir e do equilíbrio da vida
A natureza essencial que ilumina a existência é o Um Adorável.
Que todos os seres percebam pelo intelecto sutil e de meditação
O brilho da iluminação.

Como usar os Símbolos do Reiki

Símbolos e mantras são recursos antigos usados pelos seres humanos para comunicar-se uns com os outros. Com o passar do tempo, os símbolos desapareceram da vida diária, sendo principalmente incorporados às cerimônias religiosas. O som do mantra e o traçado gráfico do símbolo criam uma certa vibração de energia. Por exemplo, no processo de sintonização do Reiki, o Mestre de Reiki usa símbolos e mantras. Estes são necessários para abrir o canal de cura interior do receptor, aumentar o fluxo de energia e fazer com que um volume maior de Energia Universal de Vida chegue aos centros de energia (chakras) superiores. Sons e mantras juntos têm a capacidade de fazer vibrar certos chakras. Pela repetição de um mantra (AUM, por exemplo; ver p. 102), podemos ativar os centros de energia superiores.

Os símbolos do Reiki e os respectivos mantras são confidenciais e só podem ser ensinados aos alunos no Segundo e Terceiro Graus. Por isso, eles não constam deste livro.

O PROCESSO DE SINTONIZAÇÃO

O processo de sintonização do Reiki é diferente de outros métodos de cura com imposição das mãos, pois transmite energia ao aluno de modo amplificado. É uma técnica antiga que abre um canal para que a energia cósmica flua para o topo da cabeça do aluno, passe pela parte superior do corpo e saia pelas mãos. Esse processo amplifica o nível vibratório do corpo. O corpo físico precisa de várias semanas para ajustar-se ao novo nível de vibração energética, quando então desenvolve-se um profundo processo de limpeza nos níveis físico, mental, emocional e espiritual.

EMOÇÕES REPRIMIDAS

Depois de receber sintonizações de Reiki, os alunos tendem a sentir emoções afluindo à superfície, o que é normal e esperado. Questões que foram subestimadas, e possivelmente reprimidas, em geral vêm à tona e se tornam conhecidas. Tudo o que precisa ser curado tem de manifestar-se e expor-se. É importante reconhecer essas emoções, às vezes expressando-as e então soltando-as; algumas técnicas de meditação ajudam a liberar emoções e dissipá-las na terra.

"Sinto-me mais centrada, tranqüila, calma, mais intuitiva, aprendendo a confiar mais na minha intuição. Não me preocupo tanto, e tendo a acompanhar o fluxo dos acontecimentos da vida. Sou mais atenciosa comigo mesma e aprendi a dizer 'Não' com mais facilidade, sem me sentir culpada por causa disso. Sinto ter um controle bem maior sobre a minha vida. Desde a iniciação, percebo como estou mais determinada a não permitir que outros invadam tanto o meu espaço e como resisto bem melhor nas crises."
Dorothy

"Senti-me calma, totalmente relaxada, muito quente e com formigamento nas mãos. Foi um momento para desanuviar e acalmar uma mente agitada, deixando que uma sensação de relaxamento tomasse conta de mim. Algumas horas depois, tive uma sensação renovada de vigor, de muita energia e entusiasmo pela vida."
Jean

CURA E DESENVOLVIMENTO ESPIRITUAL: RELAÇÃO DIVINA **121**

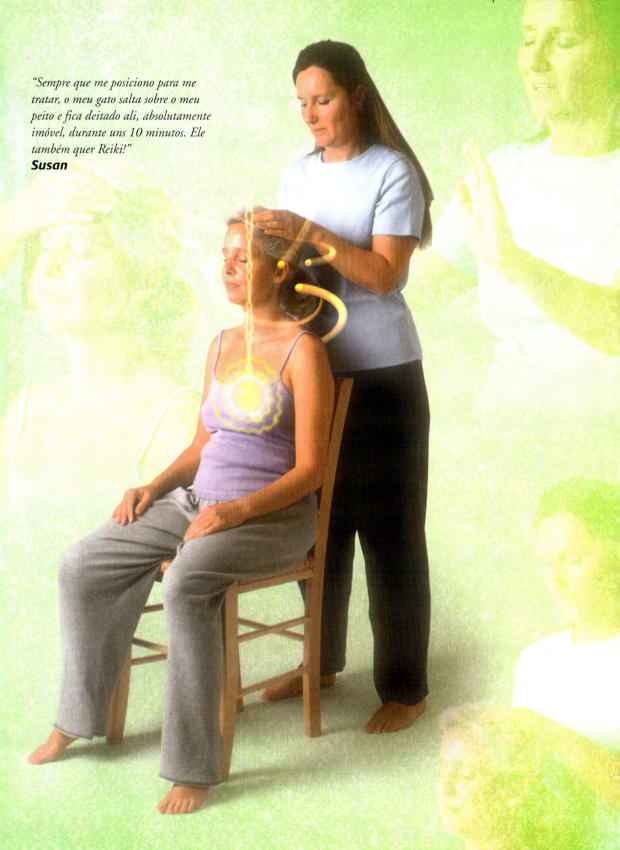

"Sempre que me posiciono para me tratar, o meu gato salta sobre o meu peito e fica deitado ali, absolutamente imóvel, durante uns 10 minutos. Ele também quer Reiki!"
Susan

Primeiro Símbolo do Reiki

O Primeiro Símbolo do Reiki ativa e aumenta a energia disponível. Ele é usado sempre que há falta de energia — por exemplo, no tratamento do corpo. Quando aplicamos o Primeiro Símbolo a uma parte do corpo físico, ele estimula e purifica a energia nessa área do corpo. A vibração do Símbolo afeta imediatamente o corpo etérico (ver pp. 22-3). Depois da aplicação, a região beneficiada vibra numa freqüência mais elevada e libera toxinas. De maneira geral, o Primeiro Símbolo estimula um fluxo natural e harmonioso da energia através do corpo.

ENERGIZAÇÃO E LIMPEZA

Podemos usar o Primeiro Símbolo também para energizar e limpar objetos, salas e ambientes — por exemplo, para purificar os seus cristais ou o quarto do hotel durante uma viagem. Recomenda-se aplicá-lo para limpar o seu espaço de trabalho antes e depois de uma sessão de Reiki, impregnando-o com a vibração purificadora do Símbolo. Para enriquecer o alimento, desenhe o Símbolo durante a preparação da comida e mantenha as mãos sobre o prato durante alguns instantes. Se você freqüenta restaurantes, altere a vibração dos alimentos e purifique-os usando o Primeiro Símbolo. Este símbolo também protege contra energias externas — por exemplo, em eventos públicos, ou durante uma viagem de ônibus, trem ou outro meio de transporte. Visualizamos o símbolo à nossa frente e construímos uma tela protetora de energia.

COMO USAR O SÍMBOLO

Com o primeiro símbolo, aumentamos a nossa consciência e entramos em contato com o nosso centro interior. Sempre que quiser centrar-se, como por exemplo antes de aplicar um tratamento de Reiki, antes de meditar, ou sempre que necessitar de maior lucidez para resolver alguma situação da vida, como antes de fazer um telefonema importante ou de tomar uma decisão séria, procure fazer o exercício descrito nestas páginas.

Terminado o exercício, permaneça em seu centro, disponível a possíveis mensagens e intuições que possam chegar. A partir desse ponto, você pode levantar-se e agir com a atitude mental e física apropriada.

EXERCÍCIO PARA AUMENTAR A CONSCIÊNCIA E OBTER LUCIDEZ

Aplique o Primeiro Símbolo do Reiki.

Passo um
Sente-se confortavelmente e faça algumas respirações profundas. Dissipe pensamentos e tensões do corpo com cada exalação. Depois de alguns minutos, você se sentirá mais relaxado.

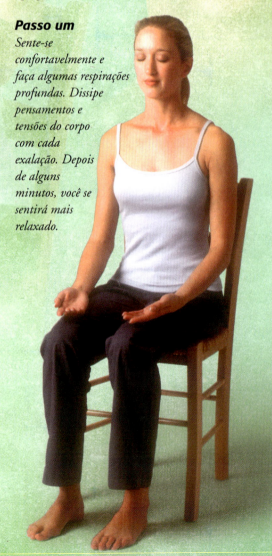

CURA E DESENVOLVIMENTO ESPIRITUAL: RELAÇÃO DIVINA   123

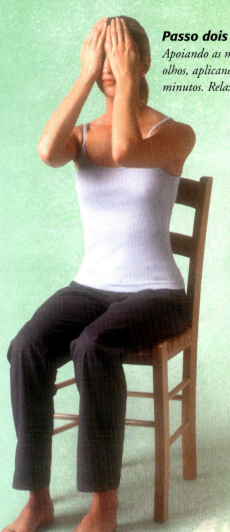

Passo dois
Apoiando as mãos nos ossos malares, cubra os olhos, aplicando-se Reiki durante alguns minutos. Relaxe.

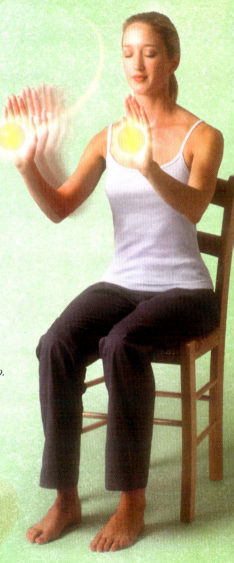

Passo três
Posicione as mãos à sua frente e trace o Primeiro Símbolo. Visualize-o numa luz dourada e diga o mantra do símbolo três vezes. Continue mantendo as mãos à frente. Sinta a energia e vibração do Símbolo emanando das palmas. Mantenha as mãos nessa posição de 3 a 5 minutos. Sinta a vibração do Símbolo, deixando que a energia por ele emitida penetre seu centro. Este nível de vibração ativa a sua consciência e o ajuda a ter maior clareza sobre as coisas. Ele também o une mais estreitamente com o seu próprio centro.

Segundo Símbolo do Reiki

O Segundo Símbolo do Reiki acrescenta os atributos da harmonia, da paz e do equilíbrio ao corpo etérico e a seus chakras. Este símbolo é usado especialmente para o *Mental Healing*, inter-relacionando as três camadas da mente: o consciente, o subconsciente e o supraconsciente, este conhecido como Eu Superior.

REGIÕES OCULTAS

Aplicando os símbolos do Reiki, o doador estabelece contato com essas regiões ocultas da consciência e pode receber mensagens e informações sobre a causa da doença e de outros problemas. Medos, vícios e outros distúrbios mentais podem ser influenciados positivamente. O *Mental Healing* possibilita-lhe perceber melhor os condicionamentos e programações do passado e o leva a procurar mais clareza para a sua vida. Este é um passo importante para a cura.

Você também pode auto-aplicar-se o *Mental Healing*. Ao fazê-lo, você aprofunda o contato com o subconsciente e com o Eu Superior. Um bom momento para fazer isso é de manhã, logo depois de acordar, e à noite antes de adormecer.

QUALIDADES E USOS

A qualidade relaxante e calmante do Segundo Símbolo é importante. Podemos aplicá-lo ao corpo físico, por exemplo a áreas que estão superestimuladas. A vibração do Segundo Símbolo é absorvida pelo corpo etérico e solta a energia bloqueada. Isso favorece o fluxo natural de energia do corpo e o equilibra. Se há um desequilíbrio sério no fluxo de energia, precisamos traçar o Símbolo e aplicar Reiki durante três dias seguidos, pelo menos.

Também podemos usar o Segundo Símbolo para harmonizar a qualidade de energia de um determinado espaço. Por exemplo, depois de uma festa ou de um encontro de amigos, onde há muita conversa e diversão, podemos aplicar este símbolo para equilibrar e acalmar a energia agitada. Depois de um dia inteiro de atividade mental, podemos usá-lo para equilibrar, aquietar e harmonizar a mente.

MENTAL HEALING

Só quem recebeu a iniciação do Segundo Grau de Reiki e os símbolos secretos pode aplicar esta técnica. O procedimento propriamente dito é ensinado por um Mestre de Reiki habilitado.

O *Mental Healing* é um método especial de abordagem de problemas emocionais e mentais profundamente enraizados. A técnica permite-lhe entrar em contato com o inconsciente e com o supraconsciente, ou Eu Superior, e produzir a cura no receptor com a intermediação do Espírito. Ela é usada para tratar problemas como insônia, adições (abuso compulsivo do álcool, desordens na alimentação, vício do cigarro e de drogas), depressão ou nervosismo.

Você também pode aplicar o *Mental Healing* para conhecer os motivos ocultos de uma situação, problema ou doença que perdura em sua vida. Parte da cura consiste em entrar em contato com a mente inconsciente e perguntar, "Que motivo está por trás desse problema?" Dê um nome ao problema ou situação, como por exemplo, "infecção da bexiga", e pergunte ao subconsciente, "O que preciso fazer para me recuperar?"

LEVANDO COMPREENSÃO À MENTE CONSCIENTE

Entrando em contato com o inconsciente e com o supraconsciente de uma pessoa, podemos levar compreensão à mente consciente. Com perguntas como "Qual é o sistema de crenças ou a experiência que está por trás desse problema?" a mente consciente pode receber essas mensagens, seja do inconsciente seja do supraconsciente por meio da mente consciente.

EXERCÍCIO PARA EQUILIBRAR E HARMONIZAR ENERGIAS

Aplique o Segundo Símbolo do Reiki. Um momento adequado para fazer este exercício é logo antes de dormir.

Passo um
Sente-se ou deite-se confortavelmente e relaxe. Desenhe o Segundo Símbolo sobre a região posterior da cabeça. Visualize-o numa luz dourada e repita o mantra correspondente três vezes.

Passo dois
Coloque a mão direita no topo da cabeça e a esquerda na medula oblonga, no ponto de junção do pescoço com a cabeça. Mantenha a posição por cinco minutos, sentindo a energia Reiki fluir. Relaxe e sinta o efeito calmante do Segundo Símbolo.

Terceiro Símbolo do Reiki

O Terceiro Símbolo do Reiki opera no nível mental. Ele ativa a intuição e fortalece a capacidade de "ver". Ele tem relação com o chakra do terceiro olho e é usado no Tratamento a Distância, quando energia e pensamentos de cura são enviados mentalmente para pessoas fisicamente ausentes. A energia mental é vibração, geralmente enviada de forma inconsciente. Por exemplo, quando nos preocupamos ou nos irritamos com uma pessoa, ela recebe os pensamentos e a energia que sustentam esses sentimentos, sem ter consciência de que alguém está pensando nela com raiva.

Com o Terceiro Símbolo, podemos usar essa capacidade de enviar energia e pensamentos num nível mental conscientemente e enviar pensamentos amorosos e energia de cura para as pessoas. Este Símbolo influencia o terceiro olho do doador e o mantém em contato com o terceiro olho do receptor. A comunicação acontece nesse nível de consciência elevado que está em contato com o Eu Superior tanto do doador como do receptor.

PONTE DE LUZ

Durante o Tratamento a Distância, criamos uma transmissão de energia de cura para o receptor como "através de uma ponte de luz", por assim dizer, transferindo energia vital a longas distâncias. O poder de cura é amplificado durante o Tratamento a Distância porque as forças mentais são muito fortes. O doador sente claramente os diferentes fluxos de energia dirigindo-se para as várias partes do corpo do receptor. Se você não conhece o receptor, uma fotografia pode ajudá-lo a visualizar e a direcionar a energia curativa.

Com o Tratamento a Distância, você pode enviar energia curativa e luz a pessoas, animais, plantas e situações problemáticas, como desastres e conflitos bélicos. Pode inclusive enviar pensamentos de paz e cura para todo o planeta. O Reiki a Distância é uma forma extraordinária de levar relaxamento, consciência e luz a um moribundo, especialmente se você não pode estar fisicamente presente no momento. Esta é uma forma excepcional de despedir-se de alguém que esteja deixando este planeta.

PEDIDO DE PERMISSÃO

Antes de um Tratamento a Distância, pergunte sempre à pessoa se ela quer receber a energia de cura. Nunca faça um tratamento contra a vontade de alguém. O melhor critério é esperar que o interessado peça para receber o Reiki a Distância. O procedimento correto para o Tratamento a Distância é ensinado pelo Mestre de Reiki durante a iniciação do Segundo Grau.

EXERCÍCIO PARA ENVIAR ENERGIA A DISTÂNCIA

Antes de enviar um Tratamento a Distância, combine com o receptor a hora mais favorável para ambos.

Passo um

Pense no receptor e visualize-o claramente. Saúde-o e pergunte-lhe se ele quer receber a energia Reiki.

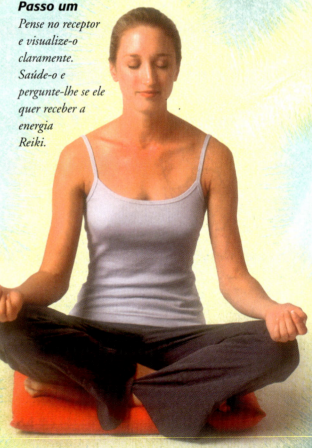

CURA E DESENVOLVIMENTO ESPIRITUAL: RELAÇÃO DIVINA 127

Passo dois

Se você tiver recebido a sintonização do Segundo Grau, desenhe o Primeiro e o Terceiro Símbolos e envie a energia de cura do Reiki. Se não, pense em alguma coisa que você quer que a pessoa receba. Por exemplo, um pensamento positivo ou amoroso, como "Eu amo você e confio em você. Você é uma pessoa amável e de muito valor". Ou apenas envie amor e luz. Envie essa energia de cura mentalmente durante 5 a 10 minutos.

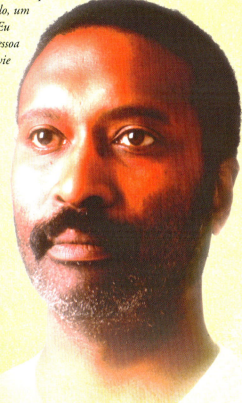

Passo três

Para terminar o tratamento, diga, "O que mais posso fazer por você?" Espere alguns minutos. De acordo com a resposta, veja se é necessário continuar o tratamento. Envie amor e luz novamente e agradeça ao receptor. Despeça-se dele e conclua o tratamento esfregando as mãos para desfazer a conexão.

Quarto Símbolo do Reiki

O Quarto Símbolo, ou Símbolo do Mestre, intensifica a capacidade de abrir-se às energias superiores e de tornar-se um canal para elas. A vibração, uma energia pulsante e suave deste Símbolo, é uma força muito intensa usada pelo Mestre de Reiki para canalizar energias superiores durante o processo de sintonização. O Símbolo pode ser usado para desenvolvimento pessoal e para meditação. Ele deve ser ensinado somente aos que demonstram estar seriamente comprometidos com a cura, a verdade, a compaixão e a meditação.

DESENVOLVIMENTO DE UM SENTIDO MAIS PROFUNDO

É sumamente importante que o Mestre de Reiki se sente e medite com o Quarto Símbolo para que possa ativar e sentir a vibração do símbolo dentro de si. Isso ajuda a compreender o sentido mais profundo da cura do Reiki, pondo o doador em contato com as energias superiores e ajudando-o a abrir-se para canalizar energias superiores e para tornar-se um com elas.

SUPORTE AO DESENVOLVIMENTO ESPIRITUAL

O uso do Símbolo do Mestre dá sustentação ao nosso próprio desenvolvimento espiritual. Precisamos voltar a atenção para o que é o mais importante da vida: a nossa auto-realização, chegar à essência de quem somos verdadeiramente. Para ser um Mestre realmente, precisamos realizar a nossa própria perfeição. Mestria verdadeira significa estar num estado de luz, sabedoria e conhecimento. Fomos além da personalidade e das programações de crenças negativas. Na busca da luz e da verdade interiores, cada um de nós está numa jornada espiritual, a caminho da realização para sabermos quem realmente somos.

MEDITAÇÃO COM O QUARTO SÍMBOLO

Aplique o Quarto Símbolo.

Passo um

Sente-se numa cadeira ou no chão e relaxe. Mantenha a coluna ereta e os ombros soltos; olhos fechados. As mãos ficam apoiadas na porção superior das coxas.

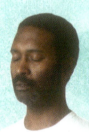
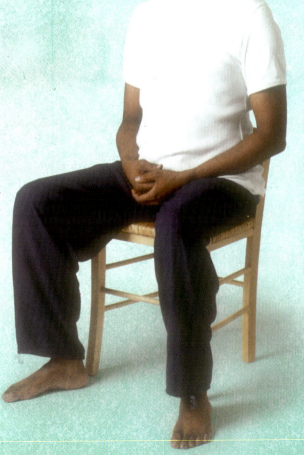

CURA E DESENVOLVIMENTO ESPIRITUAL: RELAÇÃO DIVINA   **129**

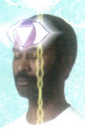
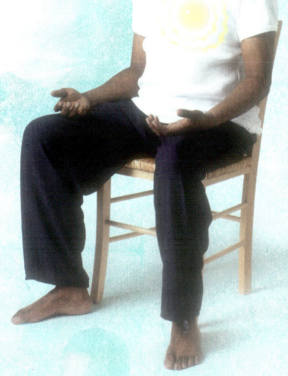

Passo dois
Concentre-se no chakra do terceiro olho. Visualize ou desenhe o Quarto Símbolo com o terceiro olho. Visualize-o em luz dourada e repita o mantra correspondente três vezes. Ou então visualize-o em luz dourada um pouco acima do chakra da coroa e deixe-o entrar e fluir para todo o seu corpo. Diga o mantra três vezes.

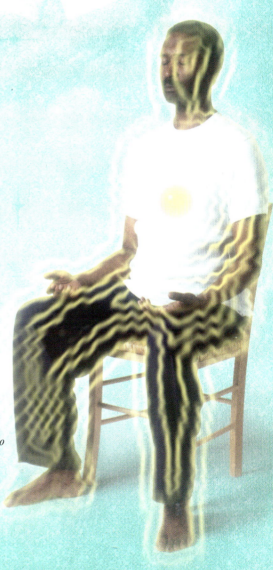

Passo três
Sinta a vibração do Símbolo e note como ele o afeta. Sente-se e medite com este Símbolo durante o tempo que desejar.

Epílogo

Todos desejamos viver num mundo melhor, um mundo de paz, compreensão e harmonia. O caos, a guerra e o sofrimento estão presentes em muitos lugares, e muitas vezes uma situação precisa piorar antes de começar a melhorar. Para lidar com isso, precisamos encontrar um centro interior de paz dentro de nós mesmos. Desse centro podemos então começar a expandir e compartilhar a nossa compreensão, amor e recursos internos.

A intenção deste livro é apoiá-lo em sua caminhada para a saúde e a plenitude. Todos os exercícios de Reiki e técnicas de meditação são instrumentos valiosos para curá-lo, nutri-lo e investigar quem você é realmente. Nasce daí um relaxamento profundo, compreensão e consciência com relação a você mesmo e à vida em si. Você se capacita a usufruir melhor a vida e a amar-se e aceitar-se verdadeiramente. Amando a si mesmo, fica mais fácil amar os outros.

Amar a nós mesmos significa assumir responsabilidade por nossa vida e ser capazes de curar-nos. Sabendo que o medo e a falta de compreensão são as causas fundamentais da maioria das nossas doenças, aflições e sofrimentos, começamos a substituir o ódio, o preconceito e a desconfiança, pelo amor, pela disposição de cooperar e por uma abertura ao novo e desconhecido. Todos precisamos aprender a comunicar melhor os nossos pensamentos e sentimentos aos que nos rodeiam. Se deixamos de expressar coisas importantes, contraímos a nossa energia vital e criamos tensão e *stress*. É necessária uma comunicação honesta para obter clareza e profundidade nos relacionamentos. Todos os métodos expostos neste livro o orientam a explorar e a tornar-se mais honesto e verdadeiro consigo mesmo e com os outros.

Estamos entrando num período de realização espiritual e transformação pessoal. Uma força poderosa está em ação, proveniente de um plano superior, que nos estimula e ajuda a compreender quem nós, seres humanos, somos verdadeiramente. Um número cada vez maior de pessoas está se dedicando à meditação e entrando em contato com a orientação interior do seu Eu Superior. Isso cria uma energia extraordinária para a cura e o bem-estar de cada um. Precisamos antes curar a nós mesmos, para só então curar os outros e o planeta. O despertar espiritual de milhares, se não de milhões, de seres humanos liberará uma quantidade colossal de energia de amor e cura. Isso pode então transformar o planeta num lugar onde os seres humanos podem viver e compartilhar a paz, o amor, a alegria e a harmonia uns com os outros.

Somos os segredos do tesouro de Deus.
Somos um oceano repleto de pérolas.
Somos parte da lua
E imergimos até os peixes.
Somos também os que se sentam
No trono do Reino.
Jelaluddin Rumi

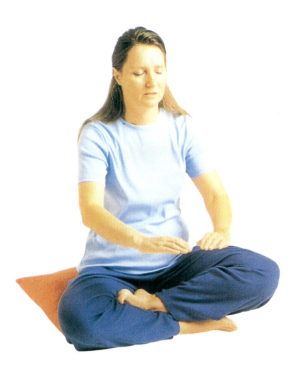

Recursos para meditação

No relaxamento profundo você viaja em seu mundo interior. Você encontra o seu curador interno e recebe tudo de que precisa. Escolha um quadro das páginas seguintes. (O tempo de duração dessa meditação é de 20 a 30 minutos.) Olhe para a pintura e relaxe; depois feche os olhos e deixe que ela olhe para você. Deixe-a aproximar-se aos poucos e entrar no seu chakra do coração. As cores confundem-se com o seu coração, tornam-se um com ele. Visualize-se entrando na paisagem ou forma, que começa a tomar vida. Explore o seu mundo interior com a ajuda da pintura: veja, sinta e ouça a história dela. Visualize o seu curador interno materializando-se no quadro e receba tudo de que você precisa; ele lhe traz harmonia e contentamento. Leve essa sensação para a sua vida. Volte lentamente à consciência normal, movimente-se e alongue-se.

(Magno Shavdia é um pintor muito conhecido na Geórgia, Rússia. Seus quadros são visões que emergem da meditação, profundamente relacionados com o mundo espiritual. Exposições de suas obras são promovidas em todo o mundo.)

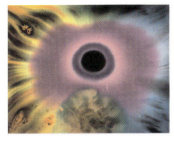

DAR E RECEBER
"Tranqüilidade, encontro comigo mesma, satisfação, refrigério, esperança, fé em mim mesma; mais confiança para viver a vida um dia após o outro sem preocupações com o amanhã, o dia seguinte, o futuro." Sarah

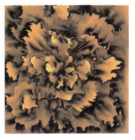

FOLHAS ÍGNEAS
"O Reiki traz paz e harmonia à nossa vida agitada e estressante. Ele permite à pessoa entrar em si e viver uma sensação de calma e relaxamento total. O Reiki concentra energia positiva para recarregar as nossas baterias." Jane

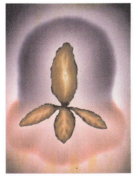

PÉTALAS DESABROCHAM
"O Reiki é meu sustento — saber que ele está sempre à mão é um grande alento e eu adoro a sensação de plenitude que sinto quando aplico Reiki. Sinto realmente que ele harmoniza mente, corpo e espírito. O Reiki é uma dádiva maravilhosa." Diana

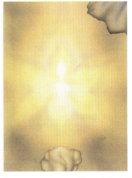

SAMASATI (LEMBRANÇA CORRETA)
"O Reiki é uma forma de eu me abrir como canal; assim, a energia universal de vida pode fluir para os outros, para que então possam prosseguir e curar a si mesmos. Reiki é levar a luz ao caos." Elaine

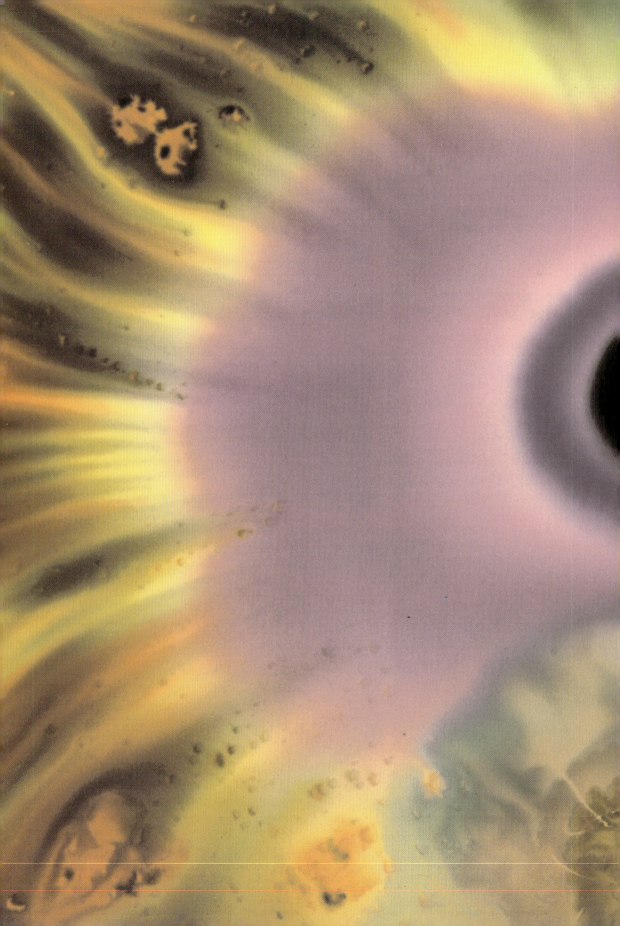

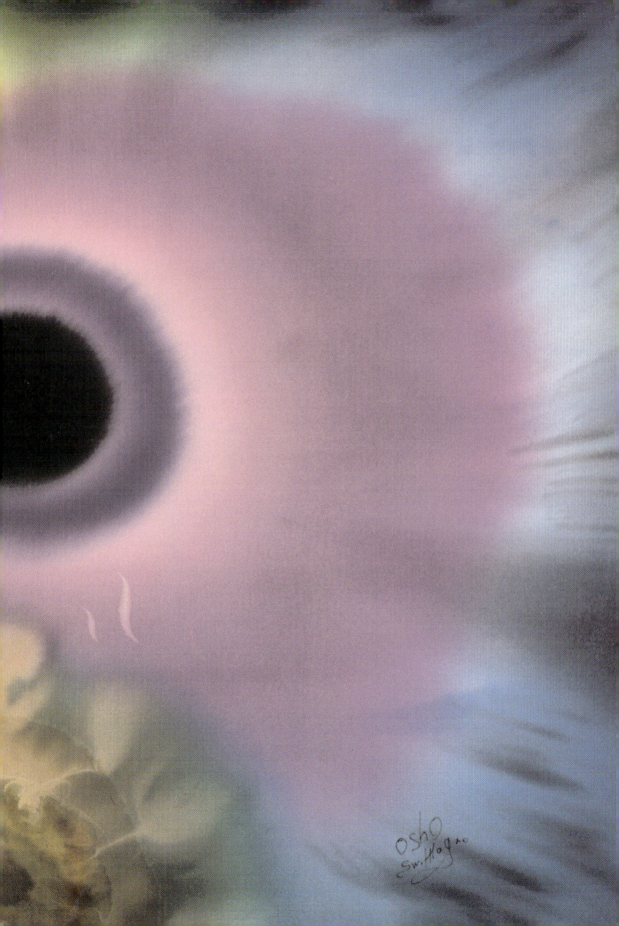

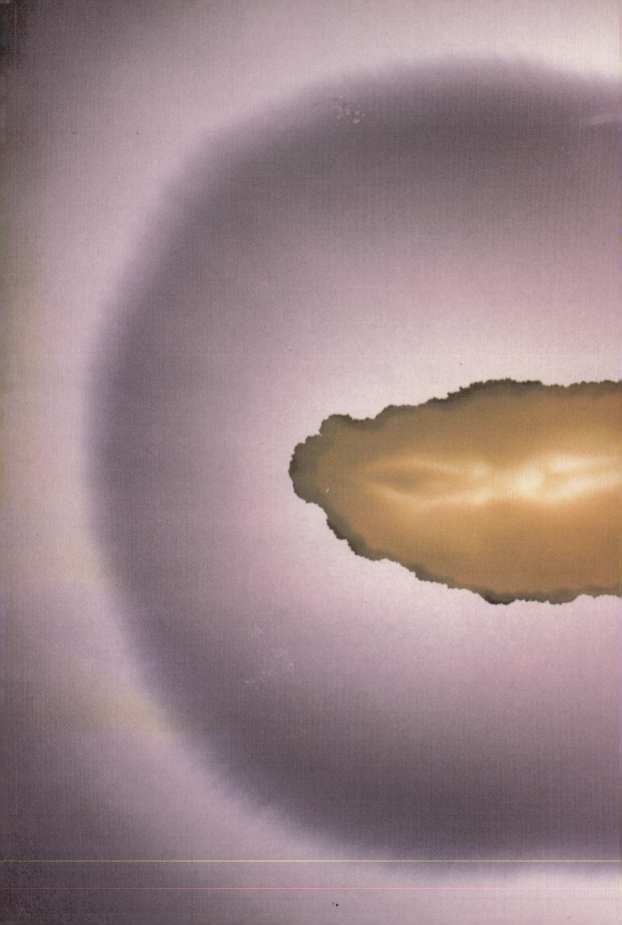

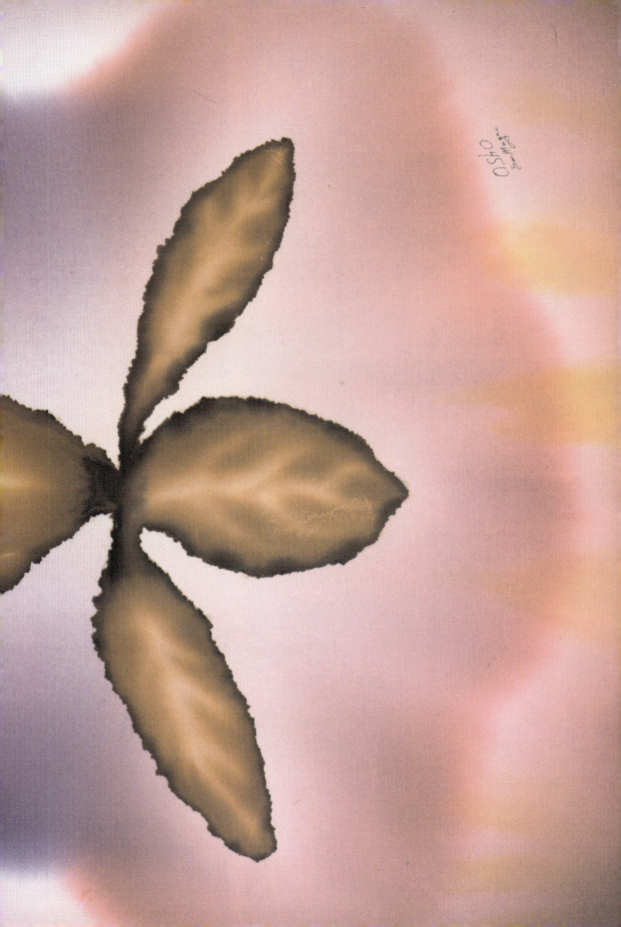

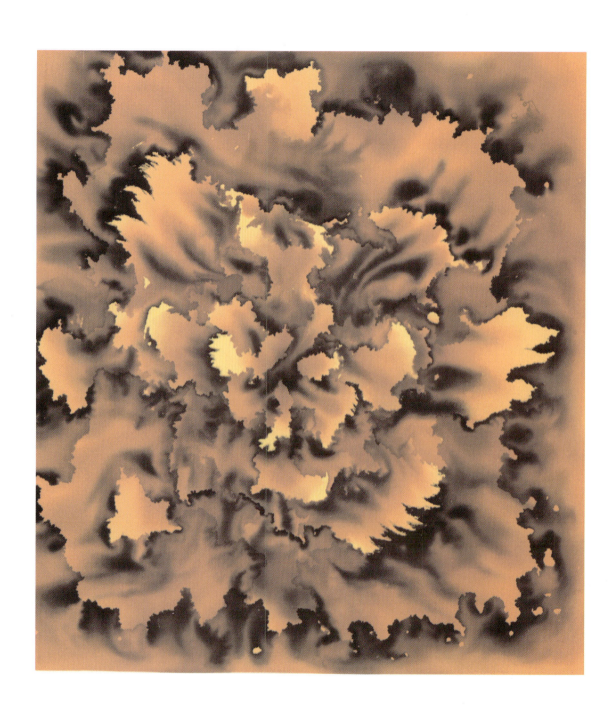

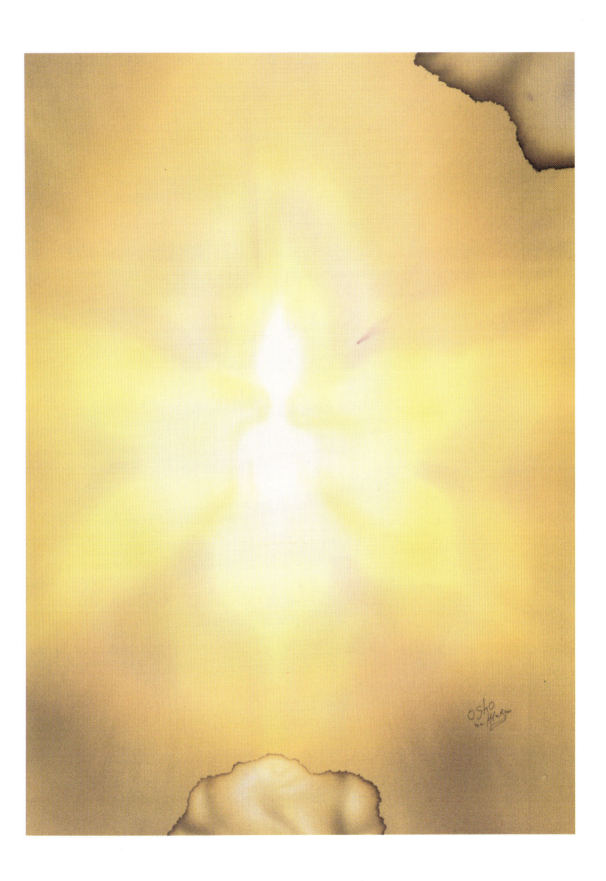

Glossário

Afirmação
Frase ou palavra que descreve uma condição positiva que queremos para nós mesmos.

Aura
Campo de energia que envolve o corpo; uma essência sutil, invisível. Podemos ver a aura por meio da fotografia Kirlian. Os corpos etérico e emocional são os mais fáceis de distinguir.

Canal
Conduto aberto por onde flui a energia utilizada para a cura e para a consciência superior.

Centro
Na meditação, este é o ponto focal da nossa consciência, situado no *hara*, ou chakra do sacro, que promove relaxamento e nutrição a partir da nossa fonte interior.

Chakra
Centro circular de energia no corpo humano sutil. Os chakras são em número de sete, todos localizados no corpo etérico. Neste livro, são mencionados como chakra da raiz (primeiro), do sacro (segundo), do plexo solar (terceiro), do coração (quarto), da garganta (quinto), do terceiro olho (sexto) e da coroa (sétimo). A palavra "chakra" deriva do sânscrito e significa "roda". No plano físico, os chakras coincidem aproximadamente com o sistema endócrino.

Corpo astral
O quarto corpo de energia relacionado com o chakra do coração, o veículo por meio do qual amamos os outros.

Corpo emocional
A parte do campo de energia do corpo situada entre os corpos etérico e mental. Tem relação com o nosso estado emocional, a parte de nós mesmos considerada capaz de separar-se do corpo físico, como nos sonhos e nas experiências fora do corpo.

Corpo etérico
O equivalente energético do corpo físico; nele se localizam os chakras.

Corpo sutil
A parte do corpo que é invisível à visão "normal" e carregada com uma vibração mais elevada — um campo de energia em camadas que permeia e envolve o corpo físico. Seria composto de freqüências progressivamente mais refinadas. As diferentes faixas de freqüência formam os corpos sutis, cada um com propriedades distintas, todas essenciais para o desenvolvimento e manutenção de um ser humano completo.

Cura espiritual
O curador usa energia universal cósmica para tratar a pessoa. A única diferença entre ela e o Reiki é que a técnica do Reiki adota um processo de sintonização especial para criar vibrações superiores no aluno/doador.

Divino
A força que nos faz sentir profundamente unidos uns com os outros e com todas as coisas.

Ego
A personalidade ou Eu presente em nós que nos torna indivíduos e diferentes dos outros.

Encarnação
Nas religiões e filosofias orientais, as pessoas acreditam em mais de uma vida na forma física. Depois de cada morte, a pessoa renasceria até alcançar a verdade e a iluminação.

Energia universal de vida
A energia básica que compõe todo o Universo manifesto e que está por trás de tudo o que percebemos. Quando anima um organismo vivo, ela se torna energia de vida.

Eu Superior
Nossa parte divina. Dele recebemos orientações, como, por exemplo, no *Mental Healing*.

Existência
A vida em si, ou aquilo a que nos referimos como Deus.

Fotografia Kirlian
Método especial desenvolvido por S. Kirlian na Rússia que possibilita ver a aura por meio da fotografia.

Gibberish
Linguagem confusa e caótica de palavras espontâneas usadas em certas meditações para que a mente possa livrar-se dos padrões de pensamento e da linguagem convencionais.

Hara
Palavra japonesa para o chakra do sacro.

Iluminação
Estado em que a pessoa experiencia ou vive a sua própria divindade e desperta para a verdade e a consciência. É um estado constante, permanente, de ausência do Eu.

Kundalini
Energia sutil armazenada no chakra da raiz; pode subir através dos chakras até chegar à coroa. A kundalini produz transformação em cada chakra e iluminação no chakra da coroa. Embora liberte, os seus efeitos podem ser traumáticos.

Leela
Palavra indiana para jogo, brinquedo, diversão. Usada com freqüência para nos lembrar que a vida é uma brincadeira.

Mantra
Palavra ou som que põe em vibração energias sutis. Os mantras são usados em meditações e nas transmissões da energia Reiki.

Meditação
Um estado de "não-pensar" — "o despertar da testemunha interior". A meditação acontece no presente e é um estado imediato de "não-querer, não-fazer". É o estado supremo de relaxamento.

Mental Healing
Cura por meio da mente, pela emissão de energia mental acumulada. Também pode ser aplicado sob a forma de Tratamento a Distância.

Místico
Um ser que vive em estado de iluminação; o místico não tem consciência, ele é consciência.

Não-mente
A mente quando está num estado de "não-pensamento": ausência de pensamentos e de movimentos em que o "despertar" pode acontecer.

Sânscrito
Antiga língua da Índia, base de muitas línguas modernas. Os textos sagrados hindus são escritos em sânscrito.

Símbolos
Um símbolo compreende um desenho pictórico e um nome ou mantra. Os símbolos do Reiki agem sobre o canal de cura do corpo, fazendo-o vibrar, aumentando assim a freqüência vibratória de todo o corpo.

Sintonizações
Iniciações especiais à energia do Reiki, também conhecidas como transmissões de energia. As sintonizações abrem um canal para as energias de cura nos chakras.

Sistema de crenças
Crenças que formamos e estabelecemos à medida que crescemos e que influenciam as nossas ações e opiniões sobre nós mesmos e o mundo. Em geral não temos consciência delas.

Sufismo
Grupo de buscadores e místicos originariamente procedentes do islamismo.

Supraconsciência
Um nível dentro de nós que é consciente e cheio de luz; corresponde ao Eu Superior, que conhece e vê as coisas claramente. Também conhecida como intuição ou orientação espiritual.

Tratamento a distância
Técnica pela qual enviamos energias de cura e pensamentos de amor a distância, em nível mental. Semelhante aos sinais de rádio e TV, a energia de cura é enviada através de uma "ponte de ouro", por assim dizer.

Vida passada
Ver Encarnação.

Bibliografia

Blome, Goetz, *Mit Blumen heilen*, Bauer Verlag.

Brennan, Barbara Ann, *Hands of Light*, Bantam, 1988. [*Mãos de Luz*, publicado pela Editora Pensamento, São Paulo, 1990.]
_____, *Light Emerging — The Journey of Personal Healing*, Bantam, 1993. [*Luz Emergente*, publicado pela Editora Cultrix, São Paulo, 1995.]

Distel e Wellmann, Wolfgang, *Der Geist des Reiki*, Goldman Verlag, 1995.

Gerber, Richard, *Vibrational Medicine*, Bear and Company, 1988. [*Medicina Vibracional*, publicado pela Editora Cultrix, São Paulo, 1992.]

Hall, Judy, *The Art of Psychic Protection*, Findhorn Press, 1996. [*A Arte da Proteção Psíquica*, publicado pela Editora Pensamento, São Paulo, 1998.]

Honervogt, Tanmaya, *Reiki — Healing and Harmony through the Hands*, Gaia Books, 1998. [*Reiki — Cura e Harmonia Através das Mãos*, publicado pela Editora Pensamento, São Paulo, 2000.]

Horan, Paula, *Empowerment Through Reiki*, Lotus Press, 1998.

Long, Barry, *The Way In*, Long Books, 2000.

Myss, Caroline, *Anatomy of the Spirit*, Bantam, 1997.

Osho, *The Everyday Meditator*, Boxtree, 1993.
_____, *The Orange Book*, Rajneesh Foundation International, 1983. [*O Livro Orange*, publicado pela Editora Cultrix, São Paulo, 1985.]
_____, *Meditation, The First and Last Freedom*, The Rebel Publishing House, 1995.
_____, *From Medication to Meditation*, C.W. Daniel Company, 1994.

Petter, Frank Arjava, *Reiki Fire*, Lotus Press, 1998.

Rumi, Mevlana Celaleddin, *Crazy As We Are*, Hohn Press, 1992.

Zopf, Regine, *Reiki, Ein Weg sich selbst zu vervollkommen*, Weltenhueter Verlag, Alemanha, 1995.
_____, *Das Unsichtbare wird sichtbar, Die Energiekoerper des heutigen Menschen*, Weltenhueter Verlag, 1993.
_____, *Das Unsichtbare wird sichtbar, Die Chakren und ihre Bedeutung fuer den heutigen Menschen*, Weltenhueter Verlag, 1998.

MÚSICA PARA MEDITAÇÃO E REIKI

Músicas para meditação, específicas para as técnicas descritas neste livro, e músicas para Reiki, inclusive a fita de Tanmaya, *A Guided Self-Treatment*, e o CD, *Heal Yourself with Reiki* (em inglês e alemão), podem ser adquiridos através da School of Usui Reiki, PO Box 2, Chulmleigh, Devon EX18 7SS, tel. +44 (0) 1769-580899.

Para mais informações sobre Reiki em geral, história, graus, posições básicas das mãos, forma de tratamento simplificado, harmonização dos chakras, Reiki para o *stress* diário, *mental healing* e tratamento a distância, ver o primeiro livro de Tanmaya, *Reiki: Cura e Harmonia Através das Mãos*.

AGRADECIMENTOS DA AUTORA

Quero agradecer a Osho o fato de tornar a minha vida muito mais rica. A sabedoria e abundância que dele recebi estão presentes em cada página deste livro. Agradeço a Peter Campbell por suas idéias criativas e seu apoio. Obrigada a Jo Godfrey Wood, que editou o texto. Muito obrigada a todos os meus alunos de Reiki, que partilharam suas experiências comigo e me autorizaram a usar seus depoimentos sobre o Reiki. Agradecimentos também à Osho International Foundation, Nova York, pela permissão de usar palavras e técnicas de meditação de Osho neste livro. Agradeço ainda a Magno Shvadia a criação dos seus belos quadros e a permissão de reproduzi-los aqui para meditações de cura.

AGRADECIMENTOS DO EDITOR

A Gaia Books deixa aqui expressos seus agradecimentos às seguintes pessoas e organizações pela ajuda na produção deste livro: Alex, Sharma, Dhyani, Ken, Caron, pela editoração; Pip Morgan e Susanna Abbott, pelo apoio editorial, Elizabeth Wiggans, pela elaboração do índice; The Osho International Foundation, PO Box 5235, New York, 10150, pelo uso de palavras e técnicas de meditação de Osho, como constam originalmente em *The Everyday Meditator, The First and Last Freedom* e *The Orange Book**, de Osho. (Osho International: www.osho.com).

---

* *O Livro Orange*, publicado pela Editora Cultrix, São Paulo, 1985.